一分钟看懂化验单

YIFENZHONG
KANDONG HUAYANDAN

主 编：叶 芳

副主编：苏丽萍 褚 彬

编 委：王 欢 王 玲 童 春 张立男

张凯丽 张东坡 刘兴宇 王俊文

张玉凤 温向军

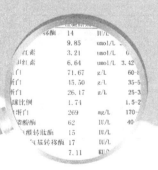

山西出版传媒集团

山西科学技术出版社

图书在版编目（CIP）数据

一分钟看懂化验单／叶芳主编. ——太原：山西科学技术出版社，2017.3
（2025.1重印）

ISBN 978 - 7 - 5377 - 5508 - 5

Ⅰ . ①—⋯ Ⅱ . ①叶⋯ Ⅲ . ①实验室诊断 - 基本知识 Ⅳ . ①R446

中国版本图书馆 CIP 数据核字（2017）第 050598 号

一分钟看懂化验单

出 版 人	阎文凯
主 编	叶 芳
策 划 人	宋 伟
责 任 编 辑	翟 昕
封 面 设 计	吕雁军

出 版 发 行　山西出版传媒集团·山西科学技术出版社
　　　　　　地址：太原市建设南路 21 号　邮编：030012

编辑部电话　0351 - 4922078
发 行 电 话　0351 - 4922121
经　　　销　各地新华书店
印　　　刷　运城日报印刷厂

开　　　本　787mm × 1092mm　　1/16
印　　　张　6.75
字　　　数　98 千字
版　　　次　2017 年 5 月第 1 版
印　　　次　2025 年 1 月第 27 次印刷
印　　　数　113 001 - 118 000 册

书　　　号　ISBN 978 - 7 - 5377 - 5508 - 5
定　　　价　20.00 元

前　言

　　目前生活的节奏越来越快，工作的压力越来越大，老百姓对健康也越来越重视。很多人体检成为常态化，每年，甚至每半年进行一次体检成为很多人的常规。拿到体检报告，对于不正常的指标，人们常常紧张、困惑，繁忙而紧张的工作以及大医院一号难求的局面，让老百姓望而却步。该书注重实用，对体检报告中的常规检测项目进行了详细的解读，旨在为广大读者解答体检报告中常见的一些问题，做到不出门就能了解和解决一些问题。该书详尽地描述了常规体检项目以及这些项目异常的意义，主要内容包括：血常规、尿常规、便常规、生化全项（肝功能，肾功能，血脂，心肌酶谱，电解质等）、风湿疾病筛查、甲状腺功能、肿瘤系列、传染性疾病（肝炎分型、艾滋病、梅毒筛查）、心电图、胸部 X 线片、腹部彩超、心脏彩超、妇科彩超、泌尿系彩超等。这些检查项目和指标全面覆盖了人体的各个系统，能够起到对各系统常见病和多发病的筛查作用，是百姓的知心朋友。

目　录

1. 血常规

血常规指对血液中红细胞和白细胞的量和质进行的检验。内容包括血红蛋白（Hb）测定、红细胞（RBC）计数、白细胞（WBC）计数及分类（DC）、血小板（PLT）计数等。

名称	参考值	临床意义
红细胞数 （RBC）	成年男性 $(4.5\sim5.5)\times10^{12}/L$ $(400\sim500$ 万$/mm^3)$ 成年女性 $(3.5\sim5.0)\times10^{12}/L$ $(400\sim500$ 万$/mm^3)$ 新生儿 $(6.0\sim7.0)\times10^{12}/L$ $(400\sim500$ 万$/mm^3)$	（1）红细胞和血红蛋白增多： 1）相对性红细胞增多：是由各种原因导致的血浆容量减少，使红细胞相对性增多。常见于剧烈呕吐，严重腹泻，大面积烧伤，多汗、多尿等，多为暂时性。由于体内水分丧失过多，而致血液浓缩。 2）绝对性红细胞增多：多由于缺氧而致红细胞代偿性增多，红细胞增多的程度与缺氧程度成正比。少数病例是由造血系统疾病所致。 ①生理性增多：胎儿、新生儿、高原地区居民，剧烈的体力劳动、体育活动及情绪激动时，红细胞可一过性增多。 ②病理性增多：严重的慢性心、肺疾患如阻塞性肺气肿、肺源性心脏病，某些发绀型先天性心脏病等，机体代偿反应引起红细胞及血红蛋白增多。此外，骨髓增生性疾病中的真性红细胞增多症，红细胞持续性显著增多可达 $(6.00\sim10.0)\times10^{12}/L$，血红蛋白增

名称	参考值	临床意义
血红蛋白（HBG）	新生儿 170~200g/L（17~20g/dl）　成年男性 120~160g/L（12~16g/dl）　成年女性 110~150g/L（11~15g/dl）	多达 170~240g/L。与被称为相对红细胞增多症的区别是红细胞量增加。某些肿瘤和肾脏疾患有促红细胞生成素增加，也可引起红细胞及血红蛋白增多，常见于肾癌、肝癌、肾脏肿瘤、肾盂积水、多囊肾等。 （2）红细胞及血红蛋白减少： 1）生理性减少：从出生3个月至15岁以前的儿童，因生长发育迅速，血容量急剧增加而致造血原料相对不足，红细胞及血红蛋白一般比正常成人低约10%~20%；部分老年人骨髓造血组织逐渐减少，其造血功能明显减退；妊娠中、晚期为适应胎盘血循环的需要，血容量剧增而引起血液稀释，均可使红细胞计数及血红蛋白减少，称为生理性贫血。 2）病理性减少：可见于各种贫血。 ①造血原料不足引起的缺铁性贫血等营养不良性贫血。 ②骨髓造血功能衰竭如再生障碍性贫血。 ③各种急、慢性失血所致红细胞丢失过多如严重外伤失血、溃疡病出血、月经过多、痔疮或肛裂出血。 ④红细胞破坏过多引起的各种溶血性贫血。 ⑤恶性肿瘤细胞侵犯骨髓，如各种白血病、骨髓瘤、骨髓转移癌等。

名称	参考值	临床意义
白细胞计数 （WBC）	成年人 $(4.0\sim10.0)\times10^9$/L $(4000\sim10000$/mm$^3)$ 新生儿 $(15.0\sim20.0)\times10^9$/L $(15000\sim20000$/mm$^3)$ 6个月~2岁 $(11.0\sim12.0)\times10^9$/L $(11000\sim12000$/mm$^3)$	（1）白细胞及中性粒细胞增多： 1）生理性增多：在生理情况下，外周血白细胞及中性粒细胞一天内存在着变化，下午较早晨为高。妊娠后期及分娩时，剧烈运动或劳动后，饱餐或淋浴后，高温或严寒等均可使其暂时性升高。新生儿或出生后第 1 天，数值可能更高。 2）病理性增多： ①细菌性感染：细菌性感染可使中性粒细胞计数达（15~25）$\times10^9$/L，甚至高达 50×10^9/L，出现核左移和毒性颗粒。严重感染者发生类白血病反应，如败血症、粟粒状结核或严重溶血，白细胞计数 $>25\times10^9$/L，外周血出现有丝分裂期细胞如中幼粒细胞、早幼粒细胞和原始粒细胞。 ②真菌，寄生虫和病毒感染：白细胞计数超过 20×10^9/L。 ③新生儿败血症。 ④慢性感染性疾病：中性粒细胞数量可增加 3 倍。 ⑤代谢性疾病：可引起内源性毒性中性粒细胞增多。 ⑥中毒：可引起外源性或内源性中性粒细胞增多。 ⑦急性失血：达 25×10^9/L，并出现血小板

3

血常规

4

名称	参考值			临床意义
中性杆状核粒细胞	绝对值（×10⁹/L）	百分数（%）	比值	增多和贫血。也可见于外科大手术过程中。⑧恶性肿瘤：中性粒细胞增多与肿瘤邻近组织的炎症反应和某些恶性肿瘤产生集落刺激因子有关。⑨慢性粒细胞白血病：白细胞计数明显增加（20～50）×10⁹/L，发生异常核左移（出现原始细胞），嗜酸粒细胞和嗜碱粒细胞增加。⑩骨髓纤维化：白细胞计数达到50×10⁹/L，出现异常核左移（出现原始细胞），髓外造血。
	0.04～0.5	1～5	0.01～0.05	
中性分叶核粒细胞（N）	绝对值（×10⁹/L）	百分数（%）	比值	（2）白细胞及中性粒细胞减少：白细胞总数低于4×10⁹/L称白细胞减少。中性粒细胞绝对值，成人低于2.0×10⁹/L，儿童≥10岁低于1.8×10⁹/L或<10岁低于1.5×10⁹/L，低于0.5×10⁹/L时称为粒细胞缺乏症。见于感染、先天性疾病、免疫介导过程、败血症、骨髓疾病、化疗、病毒感染。
	2～7	50～70	0.50～0.70	
嗜酸性分叶核粒细胞（E）	绝对值（×10⁹/L）	百分数（%）	比值	（1）增多：指嗜酸粒细胞数量>0.35×10⁹/L（相对数量>5%）。见于过敏性疾病、皮肤病、寄生虫感染、血液病、某些恶性肿瘤、某些传染病、GM—CSF治疗、家族性畸形。（2）减少：其临床意义较小。可见于长期应用肾上腺皮质激素治疗后。某些急性传染病如伤寒急性期嗜酸性粒细胞减少，恢复期嗜酸性粒细胞又重新出现。
	0.02～0.5	0.5～5	0.005～0.05	

名称	参考值	临床意义
嗜碱性分叶核粒细胞（B）	比值 0~0.01 百分数（%）0~1 绝对值（×10⁹/L）0~0.1	（1）**增多**：见于慢性粒细胞白血病、骨髓纤维化、慢性溶血及脾切除后、罕见的嗜碱性粒细胞白血病。 （2）**减少**：无临床意义。
淋巴细胞（L）	比值 0.20~0.40 百分数（%）20~40 绝对值（×10⁹/L）0.8~4	（1）**增多**：①感染性疾病：以病毒感染为多见，某些杆菌等的感染也可引起淋巴细胞增多；②淋巴细胞性恶性疾病；③其他如自身免疫性疾病、肿瘤、慢性炎症、GVHR 等也可引起淋巴细胞增多。 （2）**减少**：主要见于应用肾上腺皮质激素、烷化剂、抗淋巴细胞球蛋白治疗、接触放射线、免疫缺陷病、丙种球蛋白缺乏症等。
单核细胞（M）	比值 0.03~0.08 百分数（%）3~8 绝对值（×10⁹/L）0.12~0.8	（1）**增多**：正常儿童单核细胞可较成人稍高，平均为0.10，2周内婴儿可达0.15或更多，均为生理性增多。病理性增多见于：某些感染（如疟疾、黑热病、结核病、亚急性感染性心内膜炎等）、血液病（如单核细胞白血病、粒细胞缺乏症恢复期、恶性组织细胞病、淋巴瘤、骨髓增生异常综合征、慢性单核细胞性白血病）等。急性传染病或急性感染的恢复期，也可见单核细胞增多。 （2）**减少**：一般无重要临床意义。

血常规

名称	参考值	临床意义
血小板计数（PLT）	$(100\sim300)\times10^9$/L	(1) **血小板增多**：当血小板计数 > 400 × 10^9/L 时即为血小板增多。原发性血小板增多常见于骨髓增生性疾病，如慢性粒细胞白血病、真性红细胞增多症、原发性血小板增多症等。血小板增多症常见于急慢性炎症，缺铁性贫血及癌症患者，此类增多一般不超过 500 × 10^9/L，经治疗后情况改善，血小板数目会很快下降至正常水平。脾切除术后血小板会有明显升高，常高于 600 × 10^9/L，随后会缓慢下降到正常范围。 (2) **血小板减少**：当血小板计数 < 100 × 10^9/L 时即为血小板减少，常见于血小板生成障碍，如再生障碍性贫血，急性白血病，急性放射病等；血小板破坏增多，如特发性血小板减少性紫癜，脾功能亢进，戈谢病等；消耗过度如弥漫性血管内凝血；家族性血小板减少如巨大血小板综合征等。

1.1 红细胞及血红蛋白异常的防治

如发现血红蛋白结果异常，应注意查看是否同时伴有白细胞计数、血小板及网织红细胞数目异常，必要时应做骨髓穿刺检查，因为这些数据对于进一步明确贫血的病因非常重要。同时应听从血液科医师的指导，不可自作主张乱服药，以免延误诊治。

贫血属中医"血虚""虚劳""虚黄"等范畴。下面是中医养生学家推荐的一些药食同源的中药材，可以单方或组方做茶泡饮，简便易行，也可烹调使用，如龙眼肉、枸杞子、桑葚子、黄精。与男性相比，女性更容易患贫血症。因此，女性应十分注意日常的饮食保养，以防发生贫血。下列三道菜肴或许有所帮助：韭菜炒猪肝、龙眼枸杞粥、当归羊肉汤。

1.2 白细胞及中性粒细胞异常的防治

常用预防和治疗白细胞减少的中草药有：人参、黄芪、党参、女贞子、鸡血藤、枸杞子、地黄、川芎、苦参、刺五加、茜草、灵芝、三颗针、淫羊藿等。中医常用升白复方制剂有愚鲁汤、保元汤、十全大补口服液、六味地黄口服液、升白丸、乌鸡白凤丸、健脾益肾冲剂、长安升白冲剂、升白片、参芪片、养血升白胶囊、大花罗布麻胶囊、蜂龄胶囊等。根据一些化疗后病人的经验，鸽子、牛尾具有升白细胞的作用。其中牛尾的效果很明显，可以用牛尾、黄豆、胡萝卜一起煲汤食用。食补虽能起一定的辅助作用，但关键应明确引起白细胞减少的病因，对因治疗是根本所在。

1.3 血小板减少的防治

血小板减少可引起出血时间延长，严重损伤或在应激状态下可发生出血。当血小板计数 $< 50 \times 10^9/L$ 时，轻度损伤可引起皮肤黏膜紫癜，手术后可以出血；当血小板计数 $< 20 \times 10^9/L$ 时，常有自发性出血。一般认为，当血小板计数 $< 20 \times 10^9/L$ 时，需要预防性输入血小板。如果血小板计数 $> 50 \times 10^9/L$，且血小板功能正常，则手术过程不至于出现大量出血。

血小板减少的饮食，应供给高蛋白饮食，饮食中宜多选用牛奶、瘦肉、鱼类、蛋类、豆类等食品。中医认为血热则妄行，出血属热者，宜选用性偏寒凉食物。蔬菜水果中性凉者，多对止血有利，可在饮食配餐中应用，尤其是荸荠、莲藕、荠菜、黑木耳、梨、鲜枣等更佳。这些都是血小板减少的饮食保健方法。

2. 尿常规

尿常规是常规检查尿液的实验方法。检查内容包括尿液一般性状检查、尿液化学（蛋白定性）检查、尿液显微镜检查。作尿常规检查时，用清洁容器随时留取新鲜尿液 100～200ml。

名称		参考值	临床意义
一般性状检查	尿量	成年人 24 小时尿量常在 1000～2000ml 之间，平均约 1500ml。	(1) 增多：24h 尿量超过 2500ml 时称为多尿。生理性尿量增多见于大量饮水或口服含利尿作用的食物后。病理性尿量增多见于糖尿病、尿崩症、慢性肾炎及精神性多尿等。 (2) 减少：24h 尿量少于 400ml 或每小时少于 17ml 者称少尿，少尿临床常见于急性肾小球肾炎、严重脱水、高热、水肿、休克及各种原因所致的急性肾功能不全；24h 尿量少于 100ml 者称无尿或尿闭，见于严重的急性肾功能不全。
	颜色	淡黄色	(1) 血尿：典型的肉眼血尿呈洗肉水样或混有血凝块。临床主要见于肾或泌尿道结石、肾结核、肾肿瘤、急性肾炎等；亦可见于出血性疾病如血小板减少症、过敏性紫癜等。 (2) 血红蛋白尿：典型的血红蛋白尿呈浓茶色或酱油色，见于各种原因引起的溶血性贫血（血管内溶血时）。

名称		参考值	临床意义
一般性状检查	颜色	淡黄色	（3）胆红素尿：是尿内含有大量直接胆红素所致，呈深黄色，摇晃后泡沫亦呈黄色。见于阻塞性黄疸及肝细胞性黄疸，胆红素定性试验呈现阳性反应。 （4）乳糜尿：为白色乳样尿液，见于血丝虫病或其他原因引起的肾周围淋巴管引流受阻时。
	透明度	新排出的正常尿液多透明，放置后可出现微量絮状沉淀。	（1）尿酸盐沉淀：浓缩的酸性尿冷却后，可有淡红色的尿酸盐结晶析出，此种沉淀物加热或加碱后皆可溶解，尿液可由浊变清晰透明。 （2）磷酸盐和碳酸盐沉淀：呈淡灰白色，加酸后可溶解，若尿液变清，无气泡产生则为磷酸盐，若尿液变清同时产生气泡则为碳酸盐。 （3）脓尿和菌尿：新鲜尿即可浑浊，菌尿呈云雾状，放置后不下沉；脓尿放置后可有白色云絮状沉淀。此两种尿液不论加热或加强，其浑浊均不消失。
	气味		（1）氨味：尿液新排出时即有氨味，提示患者为膀胱炎及慢性尿潴留。 （2）烂苹果样气味：提示糖尿病酮症酸中毒。

9

尿常规

一分钟

看懂化验单

10

名称		参考值	临床意义
一般性状检查	酸碱反应	正常尿液 pH 值 4.6~8.0，多数情况为弱酸性，其 pH 约为 6.5。	（1）**酸中毒**：呼吸性酸中毒时，呈酸性尿；代谢性酸中毒时，血中 HCO_3^- 浓度降低，尿液的 pH 降低。 （2）**碱中毒**：呼吸性碱中毒时，尿呈碱性；代谢性碱中毒时，尿液的 pH 增高。 （3）不同种类的膳食可影响尿液的 pH 值，进食富有蛋白质的饮食者，尿液多为酸性；进食大量蔬菜或水果的饮食者，尿液常呈中性或弱碱性反应。
	比重	成年人在普通膳食情况下，尿比重波动于 1.015~1.025 之间。	（1）**生理性改变**：大量饮水时，尿量增加，尿比重可降低至 1.003 以下。机体脱水时尿量减少，尿中所含溶质浓度明显增高，比重可高达 1.050 以上。 （2）**病理性比重增高**：见于急性肾小球肾炎、心脏功能不全、高热状态、脱水和周围循环功能不全时，糖尿病等，有时可达 1.040 以上。 （3）**病理性比重减低**：见于慢性肾小球肾炎、肾功能不全、尿崩症等。

名称		参考值	临床意义
化学检查	尿蛋白 (PRO)	正常情况下，24h 尿蛋白排出量在 20～80mg 之间，一般的定性试验检测呈阴性反应。当尿蛋白含量 > 100mg/L 或 150mg/24h 时，尿蛋白定性检测呈阳性反应，称为蛋白尿。	（1）生理性蛋白尿：也称功能性蛋白尿。可由剧烈活动、体位、发热、高温和受寒等因素，蛋白尿多为一过性，尿蛋白定量不超过 0.5g/24h。 （2）病理性蛋白尿：见于急性肾小球肾炎、急进性肾小球肾炎、隐匿性肾小球肾炎、慢性肾小球肾炎、肾病综合征、肾盂肾炎、毒性物质引起的肾损害、妊娠和妊娠中毒症；Bence Jones 蛋白尿，见于多发性骨髓瘤。
	尿糖 (GLU)	正常人尿内可有微量葡萄糖，尿内含糖量为 0.1～0.3/24h，定性试验为阴性。	临床常见于糖尿病、甲状腺功能亢进、肢端肥大症，Coushing 综合征等也可出现糖尿。肾性糖尿如家族性糖尿、新生儿糖尿、慢性肾炎和肾病综合征糖尿及妊娠期糖尿等。应激性糖尿如颅脑外伤、脑血管意外、急性心肌梗死等患者也可出现暂时性高血糖和糖尿。

名称		参考值	临床意义
化学检查	尿酮体 （KET）	正常人尿内含有微量酮体，定性试验阴性。	（1）生理情况下，如剧烈运动、高脂饮食、饥饿、妊娠。 （2）病理情况下，如应激状态和糖尿病时，由于脂肪动员加速，肝脏酮体生成增加引起血酮体过多而出现酮尿。临床见于糖尿病酮症酸中毒时，尿酮呈强阳性反应。妊娠剧烈呕吐、子痫、重症不能进食，尿内酮体亦可呈阳性。
显微镜检查	上皮细胞		（1）扁平上皮细胞：少量出现无临床意义，尿道炎时可大量出现，常伴随较多白细胞。 （2）大圆上皮细胞：可见于正常尿内，膀胱炎时可成片脱落。 （3）尾形上皮细胞：肾盂、输尿管或膀胱颈部炎症时可成片脱落。 （4）小圆或多边形上皮细胞：正常尿中少见，出现此类细胞时，常表示肾小管有病变。
	白细胞及脓细胞 （LEU）	正常尿液中可有少量白细胞，健康成人24h排出的白细胞不超过200万个。尿沉渣镜检<5个/HP。	若尿沉渣镜检>5个/HP则为镜下脓尿，见于泌尿系感染。成年妇女生殖系统有炎症时，常有阴道分泌物混入尿内，其镜检特点是，除可见成团的脓细胞外，并伴有大量扁平上皮细胞及一些细长的杆菌。

一分钟

看懂化验单

名称	参考值	临床意义
显微镜检查 红细胞 (ERY)	每高倍视野平均可见到 1~2 个红细胞。正常人尿中排出的红细胞极少，离心尿内可不见或偶见，24h 尿中排出的红细胞数不超过 100 万，离心后的尿液，	若显微镜下红细胞 > 3 个/HP 而外观无血色，称镜下血尿。显微镜下血尿常见于急性和慢性肾小球肾炎、急性膀胱炎、肾结核、肾结石、肾盂肾炎等，亦可见于出血性疾病。如尿液中发现红细胞管型或红细胞淡影，提示血液来自肾脏。
管 型	正常人尿内很少出现管型	（1）透明管型：透明管型主要由 Tamm - Horsfall 蛋白构成，也有少量白蛋白及氯化物参与透明管型的形成。透明管型可偶见于正常人清晨浓缩尿中，当肾脏有轻度或暂时性功能改变时，如剧烈运动、高热、全身麻醉及心功能不全等，尿内可见少量透明管型。在肾实质病变如急性肾小球肾炎时，可见明显增多。急性肾盂肾炎、恶性高血压、充血性心力衰竭时均常见透明管型增多。

名称		参考值	临床意义
显微镜检查	管型	正常人尿内很少出现管型	(2) **红细胞管型**：管型内充满红细胞，为蛋白基质嵌入所致，见于急性肾小球肾炎、慢性肾炎急性发作等。 (3) **白细胞管型**：主要是肾实质有细菌感染型病变。常见于急性肾盂肾炎、间质性肾炎等。 (4) **上皮细胞管型**：出现这种管型表明有肾小管病变。常见于急性肾小球肾炎、间质性肾炎、急性肾小管坏死、子痫、重金属中毒等。 (5) **颗粒管型**：管型内含有颗粒超过1/3时叫作颗粒管型。根据管型形态可分为： 1）细颗粒管型：在管型基质内含有较多细小而稀疏的颗粒。见于慢性肾炎或急性肾炎后期等。 2）粗颗粒管型：管型内颗粒粗大而浓密，外形较宽易断裂，这种管型出现见于慢性肾小球肾炎，或某些原因引起的肾小管损伤时。 (6) **脂肪管型**：管型内含较多量的脂肪滴，见于慢性肾炎、肾病综合征及类脂质肾病等。 (7) **肾衰竭管型**：肾衰竭管型最常见于急性肾功能不全病人；慢性肾功能不全患者出现这种管型时提示预后不良。 (8) **蜡样管型**：蜡样管型的出现见于慢性肾小球肾炎的晚期及肾淀粉样变时。

14

名称	参考值	临床意义
显微镜检查	结晶体	尿中常见的结晶体如尿酸盐、草酸钙、磷酸盐类等，一般无临床意义。	（1）碱性尿内常见的结晶 ①尿酸铵结晶：常见于腐败分解的尿液中，无临床意义。若新鲜尿中出现此种结晶，提示膀胱有细菌感染。 ②非晶形磷酸盐：无临床意义。 （2）酸性尿液中的结晶 ①尿酸结晶：此结晶如在尿内析出，可形成坚硬的结石。若伴红细胞提示有膀胱或肾结石等疾病的存在。 ②草酸钙结晶：在泌尿道内析出后亦可形成坚硬的结石。若数量较多且伴尿道刺激症状并尿液中有红细胞可提示泌尿道结石。 ③非晶体形尿酸盐：一般无临床意义。 ④磺胺药物结晶：服用磺胺药物时，如在新鲜尿内出现大量结晶体且伴有红细胞时，有发生泌尿道结石或导致尿闭的可能，应立即停药予以积极处理。 （3）其他结晶 ①亮氨酸结晶：此晶体系蛋白质分解产物，不存在于正常尿内。当体内组织急剧破坏时，肝脏脱氨基作用不全，尿内可发现，常与酪氨酸结晶同时存在。见于急性磷、氯仿或四氯化碳中毒。 ②酪氨酸结晶：其临床意义与亮氨酸结晶相同。 ③胆红素结晶：见于阻塞性黄疸、急性重型肝炎等。 ④胆固醇结晶：见于肾淀粉样变或脂肪样变、肾盂肾炎、膀胱炎、脓尿和乳糜尿内。

3. 粪便常规

名称		参考值	临床意义
一般性状检查	量	正常成人大多每日排便一次，其量约为 **100～300**g，随食物种类、食入量及消化器官的功能状态而异。	胃肠、胰腺有炎症或功能紊乱时，因分泌渗出、消化吸收不良等粪便量增多。
	颜色与性状	正常成人的粪便为黄褐色成形，婴儿粪便呈黄或金黄色。	（1）食糜样或稀汁样便：见于各种感染性或非感染性腹泻，尤其是急性胃肠炎时。若大量黄绿色稀汁样便（3000ml 或更多），并含有膜状物时应考虑到伪膜性肠炎。 （2）米泔样便：见于霍乱、副霍乱病人。 （3）黏液便：正常粪便中的少量黏液不易检出，一旦有肉眼可见的黏液说明其量增多。小肠炎症时增多的黏液均匀地混于粪便之中。来自大肠病变的黏液多因粪便已逐渐成形而附着于粪便表面。单纯黏液便无色透明稍黏稠，而黏液脓性便则黄白色不透明。 （4）胶状便：过敏性结肠炎时常于腹部绞痛之后，排出黏胨状、膜状或纽带状物。在慢

名称	参考值	临床意义
一般性状检查	颜色与性状	性菌痢病人也可排出类似的粪便。 （5）脓性及脓血便：常见于痢疾、溃疡性结肠炎、局限性肠炎、结肠或直肠癌。在阿米巴痢疾时，以血为主，呈暗红色稀果酱样，细菌性痢疾时则以黏液及脓为主。 （6）鲜血便：痔疮或肛裂的出血呈鲜红色，前者附于秘结粪便的表面，后者滴落于排便之后。 （7）柏油样便：上消化道出血50~75ml，粪便即可呈暗褐色甚至柏油样，隐血试验呈强阳性反应。如柏油样便持续2~3天，说明出血量至少为500ml。服用活性炭、铋、铁剂等之后，也可排黑色便，但无光泽，且隐血试验阴性。 （8）陶土样便：主要见于各种原因所致的阻塞性黄疸，行钡餐造影术后，可因排出硫酸钡而呈淡黄白色。 （9）细条状便：说明有直肠狭窄，多见于直肠癌。

正常成人的粪便为黄褐色成形，婴儿粪便呈黄或金黄色。

	气味	直肠癌溃烂，继发感染时有恶臭。

正常粪便因含蛋白质分解产物——粪臭素而有臭味。肉食者味重，素食者味轻。

名称		参考值	临床意义
一般性状检查	寄生虫体		蛔虫、蛲虫、绦虫节片等较大虫体，肉眼即可分辨。钩虫虫体需将粪便冲洗过筛后方可看到，服驱虫剂后排便时应检查有无虫体。驱绦虫后应仔细寻找有无虫头。
显微镜检查	白细胞	正常粪便中不见或偶见	肠炎时一般少于 15 个/HP，分散存在；菌痢时可见多量甚至满视野，有的胞体膨大吞有异物残渣而成为小吞噬细胞；在过敏性肠炎、肠道寄生虫病（尤其是钩虫病及阿米巴痢疾时）粪便中可见较多的嗜酸性粒细胞，有时还伴有夏克—雷登结晶。
	红细胞	正常粪便中不见	肠道下段炎症或出血时可见，如痢疾、溃疡性结肠炎、结肠癌等。在阿米巴痢疾粪便中红细胞远多于白细胞，成堆存在并有残碎现象。在细菌性痢疾中，红细胞少于白细胞，多分散存在，形态正常。
	肠黏膜上皮细胞	正常粪便中见不到	炎症时可增多，为卵圆形或短柱状两端钝圆的细胞，夹杂于白细胞之间，伪膜性肠炎的黏膜小块中数量较多，黏胨性分泌物中大量存在。

名称	参考值	临床意义
肿瘤细胞		取乙状结肠癌、直肠癌患者的血性粪便及时涂片染色，可能找到成堆的肿瘤细胞。
显微镜检查 食物残渣	正常粪便中的食物残渣均系已充分消化后的无定形细小颗粒，仅可偶见淀粉颗粒和脂肪小滴等。	（1）**淀粉颗粒**：于腹泻的粪便中易见到，慢性胰腺炎、胰腺功能不全时增多，并常伴脂肪小滴及肌肉纤维的增多。 （2）**脂肪小滴**：正常人食入的中性脂肪经胰脂肪酶消化分解后，大多被吸收，粪便中很少见到。在肠蠕动亢进、腹泻及胰腺外分泌功能减退时可见增多。尤其是慢性胰腺炎、胰头癌时更易出现脂肪小滴。 （3）**肌肉纤维**：日常食用的肉类主要是动物的横纹肌，经蛋白酶消化分解后多消失。大量肉食后可见到少许（淡黄色柱状有横纹），但在一张盖片范围内不应多于 10 个。肠蠕动亢进、腹泻或蛋白质消化不良时，可增多。最常见于胰腺外分泌功能减退。 （4）**结缔组织**：正常粪便中很少见到，有胃疾患而缺乏蛋白酶时，可较多地出现。
寄生虫类	正常人粪便中无虫卵及原虫滋养体等。	肠道寄生虫病的诊断主要靠显微镜检查其虫卵、原虫滋养体等。

一分钟
看懂化验单

名称	参考值	临床意义
隐血检查	正常人粪便隐血检查阴性。	粪便隐血阳性则提示消化道出血。消化道溃疡病变活动时呈间断阳性，消化道癌症晚期则呈持续阳性。隐血检查有助于鉴别消化性溃疡和恶性肿瘤所致的出血，前者多呈间断阳性，后者则多为持续性。

4. 凝血四项 + D – 二聚体

名称	参考值	临床意义
凝血酶原时间（PT）	12～16秒	（1）PT 延长：①先天性凝血因子缺乏，如凝血酶原（因子Ⅱ）、因子Ⅴ、因子Ⅶ、因子Ⅹ及纤维蛋白原缺乏。②获得性凝血因子缺乏：如原发性/继发性纤维蛋白溶解功能亢进、严重肝病等；使用肝素，血循环中存在凝血酶原、因子Ⅴ、因子Ⅶ、因子Ⅹ及纤维蛋白原的抗体，可以造成凝血酶原时间延长。（2）PT 缩短：先天性因子Ⅴ增多症、口服避孕药、高凝状态和血栓性疾病。
国际标准化比值（INR）	2.0～2.5	INR 可有效监测使用抗凝药物的效果，例如华法林。华法林通常用来预防或治疗有心房纤维性颤动的患者的中风，也用来预防静脉血栓的复发。但是，一旦使用华法林，就应规律性的监测 INR。健康成年人，INR 值大约1.0。有静脉血栓的患者的 INR 值一般应保持在2.0～2.5 之间；有心房纤维性颤动的患者的 INR 值一般应保持在2.0～3.0 之间。但是，理想的 INR 值一定要为每一个病人制定个性化指标。当 INR 值高于4.0 时，提示血液凝固需要很长时间，这可能引起无法控制的出血，甚至死亡。INR 低于2.0 时提示

一分钟

看懂化验单

22

名称	参考值	临床意义
国际标准化比值（INR）	2.0~2.5	不能提供有效的抗凝。经日本相关医疗机构和我国阜外医院研究证实，中国人和日本人INR值在1.6~2.0之间是最好的。
活化部分凝血活酶时间（APTT）	24~36秒	（1）延长：①因子Ⅷ、Ⅸ和Ⅺ血浆水平减低。如血友病甲、乙。因子Ⅷ减少还见于部分血管性假血友病患者。②严重的凝血酶原（因子Ⅱ）、因子Ⅴ、因子Ⅹ和纤维蛋白原缺乏。如肝脏疾病、阻塞性黄疸、新生儿出血症、肠道灭菌综合征、吸收不良综合征、口服抗凝剂、应用肝素以及低（无）纤维蛋白原血症。③纤溶活力增强。如继发性、原发性纤溶以及血循环中有纤维蛋白（原）降解物（FDP）。④血循环中有抗凝物质。如抗因子Ⅷ或Ⅸ抗体，SLE等。 （2）缩短：①高凝状态，如DIC的高凝血期，促凝物质进入血流以及凝血因子的活性增高等。②血栓性疾病，如心肌梗死、不稳定性心绞痛、脑血管病变、糖尿病伴血管病变、肺梗死、深静脉血栓形成、妊娠高血压综合征和肾病综合征等。

名称	参考值	临床意义
纤维蛋白原（FIB）	2～4g/L	（1）纤维蛋白原减少（<1.5g/L）：见于弥散性血管内凝血（DIC）和原发性纤溶症、重症肝炎和肝硬化。也见于蛇毒治疗（如抗栓酶、去纤酶）和溶栓治疗（UK、T～PA），故是它们的监测指标。 （2）纤维蛋白原增加：纤维蛋白原是一种急性时相蛋白，其增加往往是机体的一种非特异反应，常见于下列疾病：①感染：毒血症、肺炎、轻型肝炎、胆囊炎、肺结核及长期的局部炎症。②无菌炎症：肾病综合征、风湿热、风湿性关节炎、恶性肿瘤等。③其他：如外科手术、放射治疗、月经期及妊娠期也可见轻度增高。 （3）纤维蛋白原异常：纤维蛋白原异常是一种遗传性疾病。是常染色体显性遗传。患者纤维蛋白原含量可能在正常范围。但纤维蛋白原有质的异常，临床可无症状或仅有轻度的出血倾向。
凝血酶时间测定（TT）	16～18秒	（1）凝血酶时间延长：见于肝素增多或类肝素抗凝物质存在、如 SLE、肝病、肾病等，低（无）纤维蛋白血症、异常纤维蛋白原血症、纤维蛋白原降解产物（FDP）增多，如弥散性血管内凝血（DIC）、原发性纤溶等。 （2）凝血酶时间缩短：见于血标本有微小凝块或钙离子存在时。

名称	参考值	临床意义
D - 二聚体 (D - Dimer)	乳胶凝集法 <0.25mg/L 酶联免疫法 500μg/L	增高或阳性见于： （1）DIC：DIC 病人 D - 二聚体水平都明显升高。对于亚临床 DIC 诊断更有帮助。 （2）深静脉血栓（DVT）：血浆 D - 二聚体阴性可排除深静脉血栓（DVT）的可能性。造影证实 DVT 者 D - 二聚体 100% 阳性。可做溶栓治疗和肝素抗凝的用药指导及疗效观察。D - 二聚体可反映血栓大小的变化。含量再增高，预示血栓再发生；治疗期间持续较高，血栓大小无变化，说明治疗无效。陈旧性血栓不增高。D - 二聚体阳性的 DVT 病人，对抗凝及溶栓敏感，近期疗效好，但 DVT 容易复发；D - 二聚体阴性的 DVT 病人，对抗凝及溶栓一般敏感，但 DVT 治愈后复发率低。 （3）肺栓塞：D - 二聚体水平不同程度升高，用组织纤溶酶原激活物（t~PA）治疗后，D - 二聚体迅速升高，可了解病人的纤溶状态，对肝素治疗有指导作用。 （4）溶栓治疗：冠心病不稳定型心绞痛病人比急性心绞痛高，急性心肌梗死患者溶栓治疗时 D - 二聚体增高。 （5）先兆子痫：31% 先兆子痫 D - 二聚体增高，伴临床症状和胎儿早熟，D - 二聚体可协助诊断，指导治疗。

名称	参考值	临床意义
D-二聚体 (D-Dimer)	乳胶凝集法 <0.25mg/L 酶联免疫法 500μg/L	(6) 乙肝病人：D-二聚体增高与病情严重度相关。 (7) 恶性肿瘤：大量的文献表明，肿瘤可以引起患者D-二聚体浓度升高，并且可以作为肿瘤分期、预后等判断标准。

5. 血生化

血生化是血液生物化学检验的简称。检验项目包括糖类、脂类、蛋白质、尿素氮、肌酐、尿酸，各种离子如钾、钠、氯等定量分析，各种酶类，肝、肾功能试验，体液中药物浓度的监测等。血生化化验单中通常包含以下系统检验项目：肾功能检验、肝功能检验、血清γ-谷氨酰转移酶、血清碱性磷酸酶、电解质、血糖、血脂、心肌酶。

名称		参考值	临床意义
肾功能	肌酐（Cr）	79.6~159μmol/L	（1）血清肌酐浓度与肾小球滤过率相关，由血清肌酐浓度，加上体重、性别和年龄等因素可推算肌酐清除率，以代表肾小球滤过率（GFR），凡GFR下降的疾病，如急性肾小球肾炎、慢性肾小球肾炎失代偿期、急性或慢性肾功能不全等均有血清肌酐浓度升高。（2）血清肌酐来自肌肉组织，其浓度与肌肉量成比例，故肢端肥大症、巨人症时，血清肌酐浓度增高。相反，肌肉萎缩性疾病时血清肌酐浓度可降低。（3）用于慢性肾功能不全的分期。（4）透析治疗前后，血清肌酐测定可用于选择透析指征，判断透析治疗效果。
	尿素氮（Vrea）	2.82~8.2mmol/L	（1）血浆尿素氮浓度的生理变化：①性别：健康男性比女性约高10%~20%。②年龄：新生儿血浆尿素氮浓度稍高于成人，出生60天以后与成人无明显差异，60岁以后较青年人高10%左右。

名称		参考值	临床意义
肾功能	尿素氮 （BUN）	2.82～8.2mmol／L	③日内及季节变化：有白天比夜间高，盛夏和严冬比春、秋季高的倾向。 ④剧烈运动和高蛋白饮食后，血浆尿素氮浓度可增高。 ⑤妊娠及低蛋白饮食时，血浆尿素浓度可降低。 （2）**血浆尿素浓度的病理变化：** ①尿素产生过多：即肾前性氮质血症。糖尿病性酮症酸中毒、高热、饥饿、某些癌症及脓毒血症等使蛋白质分解代谢加快，或胃肠出血后血浆尿素氮浓度增加。 ②尿素排泄障碍：急性肠炎、烧伤、脱水、休克、心功能不全等引起肾供血不足时；肾小球肾炎、肾盂肾炎、肾间质性肾炎、肾病综合征等肾实质损伤时；尿路结石、泌尿生殖肿瘤、前列腺增生等造成排尿受阻时均可引起血浆尿素浓度升高。 严重肝脏疾病，尿素产生量下降时，血浆尿素浓度降低。
	尿酸 （UA）		临床以高尿酸血症较为常见。高尿酸血症可见于多种疾病，其中以痛风最为常见。 痛风的临床特点为高尿酸血症及由此而引起的痛风性急性关节炎反复发作、痛风石沉积、痛风石性慢性关节炎和关节畸形。常累

27

血生化

名称	参考值	临床意义
肾功能	尿酸（UA）	正常男性血尿酸为 **268～488**mmol/L，女性为 **178～387**mmol/L。健康人血清尿酸浓度受饮食影响，在正常饮食情况下，男性高于女性，成人高于儿童。	及肾脏引起慢性间质性肾炎和尿酸肾结石形成。痛风的临床表现主要为急性关节炎，急性炎症局限于个别关节，整个关节呈暗红色，第一跖趾关节肿痛，单侧跖趾关节急性发炎，有可疑或证实的痛风结节，高尿酸血症，非对称性关节肿胀，发作可自行终止。痛风不能根治。 （1）**急性发作期治疗**：病人应卧床休息，抬高患肢。药物治疗越早越好，早期治疗可使症状迅速缓解。常用药物有以下几种： ①秋水仙碱：对本病有特效，开始每小时0.5mg或每2小时1mg，至症状缓解或出现胃肠道反应时停用。 ②其他药物：有保泰松或羟基保泰松、吲哚美辛、布洛芬、萘普生、泼尼松等。 （2）**间隙期及慢性期治疗**： ①一般处理：避免进食高嘌呤饮食，如动物内脏、骨髓、海味等；避免过度劳累、紧张、饮酒、受冷、受湿及关节损伤等。 ②降低血尿酸药的应用：可根据病情选用排尿酸药或抑制尿酸合成药物，亦可两者合用，使血尿酸下降及痛风石消退加快。

名称		参考值	临床意义
肝功能	蛋白质代谢功能试验	血清总蛋白（TP）**60～75g/L**（**6.0～7.5g/dl**）白蛋白（ALB）**40～55g/L**（**4.0～5.5g/dl**）球蛋白（GLB）**20～30g/L**（**2.0～3.0g/dl**）A/G 比 **1.5～2.5 : 1**	（1）急性肝脏损害的早期或病变范围较小，血清总蛋白、白蛋白、球蛋白及 A/G 比值仍可正常。 （2）慢性肝脏疾病，如慢性肝炎、肝硬化、肝癌等，常出现白蛋白减少，球蛋白增加，特别是 γ 球蛋白的增加。上述改变可随病情加重而更加明显。总蛋白含量则可因白蛋白、球蛋白含量改变而异，如白蛋白低于 30g/L（3g/dl）、球蛋白高于 40g/L（4g/dl），A/G 比值即可小于 1，提示有慢性肝实质性损害。人血白蛋白和 A/G 比值的动态观察常可提示病情的发展和估计预后。病情恶化时白蛋白逐渐减少、A/G 比值下降；病情好转则白蛋白渐渐回升、A/G 比值也接近正常，如果白蛋白持续低于 30g/L（3g/dl）、A/G 比值倒置，则预后较差。 （3）肝外疾病：血清蛋白量和质的改变，也见于其他全身性疾病。 1）总蛋白或白蛋白减少：可见于：①蛋白质丢失过多，如肾病综合征、大面积烧伤等；②某些消耗性疾病如恶性肿瘤、甲状腺功能亢进、长期慢性发热等；③摄入蛋白质不足或吸收障碍等。 2）球蛋白增加：如黑热病、血吸虫病、系统性红斑狼疮等。

名称		参考值	临床意义
肝功能	血清胆红素	间接胆红素（I－BIL）1.7～10.2μmol／L（0.1～0.6mg／dl） 直接胆红素（D－BIL）0～6.8μmol／L（0～0.4mg／dl） 总胆红素（T－BIL）1.7～17.1μmol／L（<1mg／dl）	血清总胆红素、直接胆红素及间接胆红素定量对鉴别黄疸类型有重要意义。 （1）总胆红素增高、间接胆红素增高见于溶血性黄疸，如溶血性贫血、血型不合的输血、恶性疟疾及新生儿黄疸等。 （2）总胆红素、直接胆红素及间接胆红素均增高见于肝细胞性黄疸，如急性病毒性肝炎、慢性活动性肝炎、肝硬化和急性重型肝炎等，直接胆红素可轻度增高。 （3）总胆红素增高、直接胆红素增高见于阻塞性黄疸，如胆石症、肝癌、胰头癌等。
	血清酶学		（1）**急性病毒性肝炎**：转氨酶对病毒性肝炎不是一个特异性诊断指标，但为最敏感的指标之一，阳性率可达80%～100%。在肝炎病程中血清转氨酶活性往往与临床表现一致，通常转氨酶先升高，而后肝炎症状加重。如过早大量活动、感冒或其他因素影响，可使转氨酶再度升高，所以肝炎患者在转氨酶升高期间应卧床休息。如急性肝炎转氨酶持续不降，则可说明肝炎仍在活动期或有慢性肝

名称		参考值	临床意义
肝功能	血清酶学	天冬氨酸氨基转移酶（AST）连续监测法 <40U／L，Karmen 法 8～40U	炎转化趋势。一般而言，血清转氨酶活性的高低与病情的轻重相平行，但有时也不完全这样。有的患者 ALT 很高，但可很快恢复正常。暴发型肝炎时转氨酶可仅轻度增高，并且于临终期有显著下降现象。在病毒性肝炎时，胆红素进行性增高，而转氨酶无明显增高或先增高后下降，出现胆红素和转氨酶解离现象，则可能为肝细胞坏死的表现。转氨酶活性的变化与肝组织形态学改变无固定的关系。 （2）**慢性肝炎**：急性肝炎患者如血清转氨酶持续升高或反复波动达半年至一年以上者，则多成为慢性肝炎，此时转氨酶一般不超过正常值的 3 倍，且有时可降至正常水平，其他肝功能试验正常，临床上称为慢性迁延型肝炎。慢性活动型肝炎转氨酶多数升高为正常值的 3～5 倍以上，且长期维持在较高水平。 （3）**肝硬化活动型**：进行性肝硬化时，转氨酶可有中、轻度增高，但在代偿期则可正常或仅稍增高。营养不良引起的小结节性肝硬化，转氨酶多正常或仅轻度增高。门脉性肝硬化则以 AST 增高为多数。 （4）**原发性肝癌**：转氨酶可正常或有中、轻度增高。
		丙氨酸氨基转移酶（ALT）连续监测法 <35U／L，Karmen 法 8～40U	

名称		参考值	临床意义
肝功能	血清酶学	天冬氨酸氨基转移酶（AST）<40U／L，Karmen 法 8～40U 连续监测	（5）**胆道疾病**：胆管病变如胆石症引起梗阻时，虽肝细胞无病变但仍可见转氨酶轻度或中度升高。梗阻缓解后 1～2 周即可恢复正常，而病毒性肝炎时转氨酶升高显著且持续时间较长。 （6）**其他疾病**：任何原因引起的肝细胞损害或坏死，如传染性单核细胞增多症、细菌性或阿米巴性肝脓肿等转氨酶活性均可轻度增高。疟疾患者血清转氨酶活性也可增高。 （7）**其他原因引起的肝脏损害见于**： ①某些全身性疾病如心功能不全时，肝瘀血可使血清转氨酶明显升高，但心功能不全控制后可迅速恢复。
		丙氨酸氨基转移酶（ALT）<35U／L，Karmen 法 8～40U 连续监测法	②血吸虫病时，当感染尾蚴两周后，血清转氨酶即开始升高，4～6 周可达高峰，2 个月后多可正常。锑剂治疗时转氨酶可升高，可能由于锑剂引起中毒性肝炎所致。 ③某些化学药物，如服用异烟肼、氯丙嗪、苯巴比妥等及某些化学毒物如四氯化碳、砷等，均可使肝细胞发生不同程度的损害，转氨酶也可有不同程度的升高。 ④外伤、手术后等均可造成转氨酶的增高，但较病毒性肝炎时恢复快。 ⑤长期大量酗酒也可造成转氨酶升高。

名称	参考值	临床意义
血清碱性磷酸酶（AKP）	磷酸苯二钠法 连续监测法 正常人＜270U／L 成年人30～130KingU／L 儿童50～280KingU／L	（1）**生理性增高**：妊娠3个月时胎盘即可产生 AKP，9个月达高峰可为同龄妇女的3～4倍。产前 AKP 已开始下降，分娩后1～2个月左右即恢复正常。 （2）**病理性增高**： ①阻塞性黄疸时，由于肝内、外梗阻使胆汁排泄不畅，AKP 滞留血中而增高，其增高的程度与阻塞的程度和持续时间呈正比。 ②急性病毒性肝炎时，可见轻度增高。 ③原发性肝癌或转移性肝癌时 AKP 常可增高。 ④其他肝内浸润性病变如肝结核、肉芽肿等早期，AKP 也可增高。故无黄疸患者，血清 AKP 增高应多考虑浸润性病变的可能。 ⑤骨骼系统疾患时，如成骨细胞瘤、骨折恢复期等，血清 AKP 可增高，可能由于肿瘤细胞或骨骼细胞过度增生所致。
血清γ—谷氨酰转移酶（γ—GT）		病理性增高见于： （1）**原发性或转移性肝癌**：由于癌细胞的逆分化有如胚胎时期，使 γ—GT 的产生增多，γ—GT 明显升高，大于正常值几倍或几十倍。一般认为血清 γ—GT 如超过350U 时即应考虑有肝癌存在的可能。但由于 γ—GT 在其他肝胆疾患时也可有不同程度的增高，故应结合其他检查及临床资料做出判断。

33

血生化

名称	参考值	临床意义
血清γ—谷氨酰转移酶 （γ—GT）	连续监测法 成年男性为11~50U／L 成年女性为7~30U／L 固定时间法 成年男性为3~17U／L 成年女性为2~13U／L	（2）**阻塞性黄疸**：由于各种原因引起的胆管内、外梗阻，γ—GT 排泄受阻而又流入血，血中γ—GT 升高。一般阻塞时间越长、阻塞的越完全则γ—GT 上升的幅度也越高。当梗阻解除后可恢复正常。 （3）**病毒性肝炎**：对急性肝炎患者γ—GT 检测的意义评价不一。在急性肝炎恢复期其他肝功能均已恢复正常而γ—GT 仍未降至正常，可提示肝炎尚未痊愈。如反复波动或长时间维持较高水平，则应考虑肝炎有慢性转化的趋势。慢性肝炎非活动型γ—GT 可正常，慢性活动型肝炎常可高于正常 1~2 倍，如长期持续升高则表示病情继续发展，如慢性活动型肝炎向非活动型转变，则γ—GT 也逐渐下降。 （4）肝硬化失代偿期或伴有炎症、进行性纤维化，则γ—GT 可升高，其增高程度和肝脏纤维化程度成正比。 （5）其他疾病如急性心肌梗死患者可因心肌损伤γ—GT 释放入血而增高。但多在起病后 5~7 天才开始升高，10 天达高峰。 （6）某些药物如口服巴比妥、扑痫酮或其他能诱导微粒体生物转化系统的药物，γ—GT 可升高。此种增高和药物剂量、血中浓度及癫痫发作无关，而与疗程有关。

名称	参考值	临床意义
血糖 （GLU）	邻甲苯胺法 **3.9～6.2**mmol／L **（70～110**mg／100ml**）** Folin～吴法 **4.5～6.7**mmol／L **（80～100**mg／100ml**）**	（1）增高： ①生理性血糖升高：见于饱食或高糖饮食及剧烈运动后或情绪紧张等。 ②病理性血糖升高：见于糖尿病、某些内分泌疾病如甲状腺功能亢进、巨人症或肢端肥大症、肾上腺皮质功能亢进、嗜铬细胞瘤等。妊娠呕吐、颅内高压、颅脑外伤或出血、肝硬化患者也可出现。 （2）降低： ①生理性降低：见于妊娠期、哺乳期、饥饿或长期剧烈运动或体力劳动等。 ②病理性降低：见于胰岛细胞瘤、胰岛素注射过量、缺乏抗胰岛素的激素如生长素等，肝糖原贮存缺乏病如急性重型肝炎、急性肝炎、肝癌、急性酒精中毒等。
血脂测定	血清胆固醇 （CHOL） **2.86～5.98**mmol／L **（110～230**mg／dl**）**	（1）增高：大量进食高胆固醇食物。肝脏内合成胆固醇增加。由胆固醇转变为胆汁酸的作用减弱。随胆汁排出减少，如肝脏肿瘤、胰头癌、结石症等。甲状腺功能减退、冠状动脉粥样硬化、高血压、糖尿病、慢性肾小球肾炎肾病期及脂肪肝等均可出现血清胆固醇的升高。 （2）减低：肝脏病变、肝细胞严重受损时，如急性重型肝炎、肝硬化、肝外某些疾病如甲状腺功能亢进等也可使血清胆固醇降低，临床应

血生化

一分钟

看懂化验单

36

血脂测定

名称	参考值	临床意义
		注意区别。严重的贫血患者如再生障碍性贫血等。甲状腺功能亢进及严重营养不良患者。
血清甘油三酯（TG）	0.56~1.70mmol/L（20~110mg/dl）	（1）增高：见于冠状动脉粥样硬化性心脏病、原发性高脂血症、肥胖症、阻塞性黄疸、糖尿病、肾病综合征、甲状腺功能减退、长期高脂饮食等。 （2）降低：见于肾上腺皮质功能减低、严重肝衰竭等。
高密度脂蛋白胆固醇（HDL-C）	0.94~2.0mmol/L	HDL 中的胆固醇（HDL—C）的含量间接反映了 HDL 水平，HDL—C 对诊断冠心病有重要价值，与冠心病的发病呈负相关，动脉粥样硬化、糖尿病、肝损害、肾病综合征时，HDL—C 均降低。
低密度脂蛋白胆固醇（HDL-C）	2.07~3.12mmol/L	LDL 中的胆固醇（LDL—C）一般作为动脉粥样硬化的风险指标之一，LDL—C 水平升高与冠心病发病呈正相关。
脂蛋白（a）（LP-a）	<300mg/L	LP—a 可作为动脉粥样硬化、冠心病、脑卒中的独立危险因素，也可见于炎症、手术、创伤等。

名称	参考值	临床意义
电解质	血钾（K） 3.5~5.0 mmol/L	（1）血钾升高： ①钾摄入过多：食入或静脉注入大量钾盐，超过肾脏排钾能力，尤其当肾脏排钾功能降低时，更易发生高血钾。 ②肾脏排钾减少：多见于各种肾功能严重损害，尿少或尿闭，体内的钾不能经肾脏排出体外，同时因肾脏组织细胞受破坏，致使细胞内的钾离子进入细胞外液，导致血钾升高；当肾脏功能减退时，肾上腺皮质激素分泌减少，使肾脏排钾减少，排钠增多，故血清钾升高；肾上腺皮质功能减退、系统性红斑狼疮、淀粉样变、先天性排钾缺陷等可使肾小管对醛固酮缺乏反应而导致血钾增高。 ③严重溶血或组织损伤、炎症坏死、化疗时肿瘤细胞破坏、大量输入库存血、挤压综合征、灼伤、运动过度等，均可使红细胞或肌肉组织内的钾大量放入细胞外液导致血钾升高。 ④组织缺氧：当呼吸或循环功能不全、手术麻醉时间过长、休克，均可导致组织缺氧，此时大量细胞内钾转移至细胞外液，发生高血钾。 ⑤其他：含钾药物及保钾利尿剂的过度使用，如注射大剂量青霉素钾盐或长期应用安体舒通、甲氨蝶呤等，尤其在合并肾功能受

37

血生化

名称	参考值	临床意义
电解质	血钾(K)	3.5~5.0 mmol/L	损时可发生高钾血症。血清钾超过10 mmol/L时,即可发生心室纤颤,心脏停搏而死亡。 (2) 血钾降低: ①钾盐摄入不足:长期低钾饮食、禁食、厌食等。 ②钾丢失过多:严重呕吐、腹泻或胃肠减压等;大量应用排钾利尿剂如有机汞或氯噻嗪类及肾上腺皮质激素等;肾上腺皮质功能亢进或醛固酮增多症;某些慢性消耗性疾病如恶性肿瘤,由于细胞分解过多,大量钾从尿中排出;代谢性碱中毒时,肾脏排钾增多;烧伤、腹腔引流、血液及腹膜透析使钾丢失过多;某些药物影响如大量注射青霉素钠盐时,肾小管会大量失钾。 ③钾在体内的分布异常:心功能不全、肾性水肿或大量输入无钾盐的液体,使细胞外液稀释,血清钾降低;大量应用胰岛素,细胞外钾大量移入细胞内以保持细胞内外相对平衡,促使血钾下降;急性碱中毒时。细胞外液的钾急剧转入细胞内,引起低血钾;家族性周期性低钾麻痹患者发作时细胞外钾可转入细胞内,发生低钾血症,血清钾可低至2.5mmol/L左右,但在发作间歇期时血清钾正常。 ④棉籽油性低钾麻痹症:发病机制尚未完全清楚,可能与食用粗制的生棉籽油有关。

名称		参考值	临床意义
电解质	血钠（Na）	135～145 mmol/L	**(1) 血清钠升高：** ①肾上腺皮质功能亢进：如库欣综合征、原发性醛固酮增多症，由于皮质激素的排钾保钠作用，使肾小管对钠的重吸收增加，出现高血钠。 ②严重脱水：体内水分丢失比钠丢失多时发生高渗性脱水。 ③中枢性尿崩症时，分泌量减少，尿量大增，如供水不足，血钠增高。 ④脑外伤、脑血管意外等。 **(2) 血清钠降低：** ①缺钠性低钠血症：主要见于胃肠道失钠，可见于腹泻，呕吐，幽门梗阻，胃肠道、胆道、胰腺手术后造瘘，引流，大量放腹水等，都可因丢失大量体液而发生缺钠。尿钠排出增多可见于严重的肾盂肾炎、肾小管严重损害、肾上腺皮质功能不全等，大量应用有机汞、氢氯噻嗪或呋塞米，乙酰唑胺等利尿剂，特别是长期限制钠盐的心脏功能不全或肾脏疾病患者更易引起低血钠。大量出汗时，如只补水不补钠，大面积烧伤、创伤、体液及钠从创口大量丢失，亦可引起低血钠。 ②稀释性低钠血症：水钠在体内储留，但水多于钠，如肝硬化伴腹水、肾病综合征、充血性心功能不全，以及抗利尿激素不适当分

名称		参考值	临床意义
电解质	血钠 (Na)	135～145 mmol/L	泌过多所致的水潴留和钠排出增多，神经性多饮时所致的水潴留，高血糖或使用甘露醇等时，细胞外液呈高渗，使细胞内液移向细胞外，致使血钠被稀释；机体缺钾时钠移入细胞内亦可引起低钠血症。 ③消耗性低钠血症：多由于肺结核、肿瘤、肝硬化等晚期慢性疾病引起，营养不良、年老衰弱者亦可发生，发病机制未明，可能因为细胞内蛋白质分解消耗，细胞内液渗透压下降，水从细胞内移至细胞外，使细胞外液水量增加所致。
	血氯 (Cl)	96～108mmol/L	(1) 血氯增高： ①急性或慢性肾小球肾炎所致的肾功能衰竭及尿道、输尿管梗阻或心力衰竭时，肾排出氯化物减少，使血清氯化物升高。 ②氯化物摄入量过多，如食入或静脉输入过量的氯化钠等。 ③过度换气所致的呼吸性碱中毒，如癔症或某些药物刺激呼吸中枢等。 ④高氯性酸中毒。 (2) 血氯降低： ①严重的呕吐、腹泻或胃肠道造瘘时，丢失大量含氯的胃肠液、胰液、胆汁等。 ②慢性肾上腺皮质功能减退，肾功能衰竭或严重的糖尿病患者，排尿液过多而丢失大量

名称	参考值	临床意义
血氯（Cl）	96~108 mmol/L	氯化物。 ③长期应用某些利尿剂如氢氯噻嗪及含汞利尿剂，以及大量出汗等，均可丢失过多氯离子。 ④长期饥饿或无盐饮食等亦可使氯摄入不足。
电解质　血钙（Ca）	成人 2.03~2.54mmol/L 儿童 2.25~2.67 mmol/L	（1）血钙增高见于下列疾病： ①甲状旁腺功能亢进症：有原发性和继发性两种。继发于佝偻病、软骨病和慢性肾功能衰竭。血钙大于 2.6 mmol/L，最高可达 4.5 mmol/L。同时血磷降低，小于 1.13 mmol/L，最低可达 0.64 mmol/L。 ②维生素增多症：血清钙磷均可增高，钙质沉积于肾脏可发展成肾脏钙化病。 ③多发性骨髓瘤：血钙增高，常因球蛋白增高，同钙结合增高。 ④肿瘤广泛的骨转移：血钙增多但磷正常或略高，尿钙排泄增多。 ⑤代谢性骨病：糖尿病、癫痫病人常有骨质疏松等代谢性骨病。 ⑥阿狄森病。 ⑦结节病：由于肠道过量吸收钙，而使血钙增高，血磷略高。

血生化

名称		参考值	临床意义
电解质	血钙 (Ca)	成人 2.03~2.54mmol/L 儿童 2.25~2.67 mmol/L	（2）血钙降低见于以下疾病： ①甲状旁腺功能减退症：原发性甲状旁腺功能减退症，血钙减低，血磷升高或正常，尿钙尿磷均减低。 ②手术后甲状旁腺功能减退症，甲状腺手术摘除后，往往伤及甲状旁腺的血液供应而引起甲状旁腺功能减退，血钙可降低到 1.25～1.5 mmol/L，血磷可增高到 1.6～2.4 mmol/L。 ③佝偻病：体内缺乏维生素，使钙吸收障碍而得此病。常发生于 1 岁以下的婴儿，其血清钙常在 1.9～2.4 mmol/L 之间，偏低或接近正常。 ④软骨病。 ⑤孕妇：由于胎儿生长发育的需要，孕妇钙和蛋白质的需要均增加。 ⑥吸收不良性低钙血症：有严重的乳糜泻时，常有低血钙和隐性搐搦症，因为饮食中的钙同不吸收的脂肪酸生成钙皂排出。 ⑦慢性肾炎、尿毒症：由于无机磷滞留，血清磷增高，而钙下降，但不发生手足搐搦症。 ⑧大量输用柠檬酸盐抗凝血后引起低血钙的手足搐搦，尤其是当血钙已偏低，如慢性肾炎时。

名称	参考值	临床意义
电解质 血镁（Mg）	成人 0.6~1.1mmol/L 儿童 0.5~0.9 mmol/L	**（1）血清镁增高：** ①肾脏疾病：凡影响肾小球滤过率者均可使血清镁滞留而增高，如慢性肾炎少尿期、尿毒症、急性或慢性肾功能衰竭等。 ②内分泌疾病：甲状腺功能减退症、黏液性水肿、甲状旁腺功能减退症、阿狄森病、未治疗的糖尿病昏迷。 ③痛风：镁显著增高，促进嘌呤核苷酸合成，导致尿酸增加，高尿酸血症可引起肾损害，形成恶性循环。 ④流行性出血热：在低血压期、少尿期及多尿期血清镁明显增高，病情越重，血清镁越高，病程延长。 ⑤其他疾病：如多发性骨髓瘤、严重脱水症、关节炎、急性病毒性肝炎、阿米巴肝脓肿、草酸中毒、铅中毒、慢性阻塞性肺病等。 **（2）血清镁减低：** ①消化道丢失：长期禁食，吸收不良或长期丢失胃肠液者，如慢性腹泻、吸收不良综合征、手术后的肠道瘘管或胆道瘘管、长期吸引胃液后、乙醇中毒后严重呕吐等。 ②尿路丢失：慢性肾炎多尿期或利尿后，肝硬化腹水利尿后。 ③内分泌疾病：甲状腺功能亢进症，甲状旁

43

血生化

名称	参考值	临床意义
电解质 血镁 (Mg)	成人 0.6~1.1mmol/L 儿童 0.5~0.9mmol/L	腺功能亢进症，糖尿病酸中毒纠正后，原发性醛固酮增多症以及长期使用皮质激素治疗后，均使尿镁排泄增加。糖尿病血镁降低不受糖代谢紊乱改善的影响，且低镁血症与糖尿病脂质代谢紊乱有密切联系。 ④心脏疾病：镁与心血管疾病关系密切，心肌炎、冠心病、风心病、肺心病、室性心律失常、急性心肌梗死，血清镁均明显减少。心梗早期可发生低镁血症，且心梗范围越大，血清镁下降越明显，心律失常也越严重。镁剂在治疗心脏疾患中占一定地位。 ⑤脑血管疾病：血清镁显著降低，缺血性组又低于出血组，血清镁水平降低可能是急性脑血管发病危险因素之一。 ⑥其他疾病：急性胰腺炎在胰腺周围可形成镁灶，晚期肝硬化可继发醛固酮增多症，加之腹水利尿，低白蛋白血症能使镁结合减少。骨肿瘤，急性乙醇中毒，新生儿肝炎，婴儿肠切除后等。
血清无机磷 (P)		(1) 血清无机磷增高： ①甲状旁腺功能减退症：本病常因甲状腺手术不慎，伤及甲状旁腺或它的血管，使激素分泌减少，使肾小管对磷的重吸收失去控制而增加吸收，血磷增高。假性甲状旁腺功能减退症也伴有血清磷的增高。 ②维生素过多症：维生素促进肠道吸收钙磷，

一分钟 看懂化验单

名称		参考值	临床意义
电解质	血清无机磷 (P)	成人 0.97～1.61mmol/L 儿童 1.29～1.94mmol/L	血清钙磷均可增高。 ③肾功能不全或衰竭，尿毒症或慢性肾炎晚期等，磷酸盐排泄障碍，而使血磷滞留。对尿毒症患者行血液透析后，血钙上升，血磷下降，二者浓度呈负相关变化。 ④多发性骨髓瘤和骨折愈合期。 ⑤急性酸中毒、白血病、淋巴瘤、骨肿瘤用细胞毒素类药物治疗后可使磷从细胞内释出，血磷增高。 （2）血清无机磷减低： ①甲状旁腺功能亢进症：肾小管重吸收磷受抑制而减弱，尿磷排泄增多。 ②佝偻病或软骨病：由于维生素吸收不足，或缺少日光照射，伴有继发性甲状旁腺增生，使尿磷排泄增多而血磷减低。 ③糖利用增加：连续静脉注射葡萄糖，同时注射胰岛素的治疗措施，或患胰腺瘤，伴有胰岛素过多症，使糖的利用增加。糖代谢必须经过磷酸化作用，需要大量无机磷酸盐，而使血磷下降。糖尿病患者血磷降低，尿磷升高，血磷与血糖呈负相关。 ④肾小管变性病变，使肾小管重吸收功能发生障碍，使尿中丢失大量无机磷，血磷偏低，如范可尼综合征。 ⑤乳糜泻等由于肠内有多量脂肪存在，抑制钙、磷的吸收，使血磷降低。

名称		参考值	临床意义
电解质	肌酸激酶（CK）	8～60 U/L	（1）**心血管疾病：** ①血清 CK 测定被认为是诊断心肌梗死的血清酶。患者于心肌梗死发作后开始升高，病人于 24 小时左右达峰值，2～3 天恢复正常。心绞痛、陈旧性心肌梗死、室壁瘤时血清 CK 一般正常。CK 可判断梗死部位、面积及预后。总活力与心肌梗死区的定位、面积及预后有关。酶活力极高者见于心前壁、前侧壁梗死，而后壁、后侧壁、前间壁梗死次之，心内膜下梗死者最低。心肌梗死面积与总活力成正比，梗死面积越大，酶活性越高。短时间内升高者表示梗死范围无扩展，持续升高者表示梗死范围大，反复升高者表示梗死扩展。总活力极高者死亡率较高，发病后仍不下降者预后差。 ②急性病毒性或风湿性心肌炎时，总活性轻、中度升高，可高达正常上限的 5 倍。治疗后随病情好转酶活性下降，至第 6 天降至正常。心肌酶谱测定有助于急性心肌炎和急性心肌梗死的鉴别。急性心肌炎时，血清 CK 变化幅度较大，动态监测酶活性变化可判断病情、疗效和预后。 ③急性或慢性充血性心力衰竭、高血压性心脏病、肺源性心脏病、心肌病等患者总活力正常，监测 CK 的变化，可鉴别是否已并发心肌梗死。

名称	参考值	临床意义
电解质	肌酸激酶（CK）	8～60U／L	（2）**神经肌肉系统疾病**：因骨骼肌中富含CK，故各型肌营养不良均可引起血清CK活力升高。其中假性肥大型肌营养不良患者CK活力升高最为显著，酶活力越高，诊断越准确。临床上假性肥大型肌营养不良症，其血清CK活力必然升高。发病年龄越早，患者血清CK活力越高，预后越差。70%皮肌炎患者血清活力升高，其程度与疾病的严重程度有关，但与病程无关。与遗传有关的其他肌病，如先天性肌营养不良和眼咽型肌营养不良患者，其血清CK活力为正常值的4倍。 （3）**CK 神经系统疾病**：约半数脑血管病患者血清CK活力明显增高，其酶活力升高幅度偏低，出现时间较迟，持续时间稍长，平均活力为正常的3倍左右。
	肌酸激酶同工酶（CK－MB）	190～240IU／L	（1）**急性心肌梗死**：研究结果表明，胸痛发作后，血清CK—MB上升先于其总活性，最早于2.8～15.1小时出现高峰。平均时间为19.2小时，大多在30小时消失。该酶可作为急性心梗早期诊断、推测梗死时间、推测梗死面积、监测梗死的扩展的监测指标，作为心肌再灌注的早期指标。 （2）**神经系统疾病**：脑外伤患者于2小时内CK—MB活性最高，无论轻、中型及致命性

血生化

一分钟

看懂化验单

48

名称	参考值	临床意义
电解质 肌酸激酶同工酶 (CK－MB)	190～240IU／L	脑外伤患者其均值都高于正常。24 小时内很快下降，酶活性与脑外伤程度或评分有关。 （3）骨骼肌疾病：由肌纤维病变引起，而不涉及神经组织的疾病称为骨骼肌疾病。多数假性肥大型肌营养不良症患者在出生半年后血清活性明显升高。 （4）神经肌肉系统疾病：涉及神经组织病变的疾病称为神经肌病。该病患者具有肌病常见的肌肉消瘦和萎缩现象，但血清酶活力不升高或轻度升高。 （5）甲状腺功能紊乱：甲状腺功能减退。该病患者肌肉萎缩，且易出现痉挛，其血清活性增高，为正常的 8～10 倍，严重者可高达 25 倍以上。
乳酸脱氢酶 (LDH)	100～300U／L	（1）急性心肌梗死：心肌细胞中 LDH 活力比血清高数百倍，因而心肌的少量损伤就会引起血清 LDH 活力的显著增高。典型患者血清一般在胸痛发作后 24～48 小时内升高，第 2～3 天达高峰，峰值为正常的 2～10 倍，第 7～11 天恢复正常。血清 LDH 活性增高的程度与其梗死面积密切关，梗死范围越大，其酶活性越高。 （2）血液病：白血病患者血清 LDH 活力明显高于正常。其血清活力与末梢血白细胞数无相关性，而与幼稚细胞数呈显著正相关。

名称	参考值	临床意义
电解质	乳酸脱氢酶（LDH）	100～300U/L	治疗后随白细胞数和幼稚细胞数下降，LDH也降低。当疾病复发时，白细胞数和幼稚细胞数增加，LDH活性也增高。因此，血清LDH活力测定可判断白血病的疗效和转归。 （3）肿瘤：有资料表明胃癌、肝癌、胰腺癌、结肠癌等消化道恶性肿瘤患者血清LDH升高。食管癌多发性肝转移而不能手术者，其血清活力显著升高。原发性卵巢癌患者血清总活力升高，卵巢良性肿瘤、子宫肌瘤、子宫内膜腺癌和宫颈癌患者不增高，故有人主张凡盆腔有肿块，血清LDH增高的妇女应首先考虑为卵巢癌。早期肺癌和前列腺癌患者血清LDH总活力可无改变。恶性肿瘤患者血清LDH总活力变化与肿瘤的种类、大小、有无转移等因素有关。 （4）其他：急性肝炎和中毒性肝炎时，因肝细胞显著受损，血清LDH总活力可增高。慢性肝炎、肝硬化时轻度增加，胆道疾病则无改变。急性病毒性肝炎血清LDH升高幅度不大，但持续时间较长。骨骼肌急性损伤、皮肌炎、假性肥大型进行性肌萎缩症患者血清LDH总活力增高，但后者骨骼肌中活力较低。1/3的肾脏病患者血清LDH升高。急性胰腺炎、肺梗死、脑血栓等均可有血清LDH升高。

血生化

6. 风湿免疫病系列

风湿免疫性疾病指主要侵犯关节、肌肉、骨骼及关节周围的软组织，如肌腱、韧带、滑囊、筋膜等部位的病。常见的有自身免疫性结缔组织病、系统性血管炎、骨与关节的病变。常见的风湿免疫病有：类风湿性关节炎、系统性红斑狼疮、强直性脊柱炎、原发性干燥综合征、骨关节炎、痛风等。

名称	参考值	临床意义
抗核抗体（ANA）	阴性	阳性可见于多种自身免疫性疾病。特别是老年人中出现低滴度的 ANA。滴度越高，与自身免疫性疾病的相关性越大。在一些健康老人、感染性疾病，以及服用了某些药物（普鲁卡因胺、肼屈嗪、苯妥英钠、异烟肼等）的患者也能检测到阳性。
抗双链（抗 dsDNA 抗体）	阴性	几乎仅出现于系统性红斑狼疮（SLE），以及播散性红斑狼疮，具有很高的特异性。与抗 Sm 抗体类似，抗 dsDNA 抗体也可作为 SLE 的一个血清学指标，阳性率为 40% ~ 90%。但即使没有检出抗 dsDNA 抗体，也不能完全排除 SLE 的可能性。
抗 Sm 抗体	阴性	抗 Sm 抗体是 SLE 的特异性标志，但阳性率仅为 5% ~ 10%。抗 Sm 抗体与抗 dsDNA 抗体一起，是系统性红斑狼疮的诊断指标。

名称	参考值	临床意义
（抗 U_1 核糖核蛋白抗体） 抗 U_1—rRNP 抗体	阴性	高滴度的抗 U_1—nRNP 抗体是混合性结缔组织病（MCTD）的标志，阳性率为 95% ~ 100%，抗体滴度与疾病活动性相关。在 30% ~ 40% 的系统性红斑狼疮患者中也可检出抗 U_1—nRNP 抗体，但几乎总伴有抗 Sm 抗体。
抗核糖体蛋白抗体（ARPA）	阴性	是系统性红斑狼疮的特异性标志，阳性率 5% ~ 15%，ARPA 与疾病活动性相关，还与 SLE 合并中枢神经系统、肾脏、肝脏受累相关。
抗 SS—A 抗体	阴性	抗 SS—A 抗体与各类自身免疫性疾病相关，最常见于干燥综合征（40% ~ 80%），也见于系统性红斑狼疮（30% ~ 40%）和原发性胆汁性肝硬化（20%）中，偶见于慢性活动性肝炎。
抗 SS—B 抗体	阴性	抗 SS—B 抗体几乎仅见于干燥综合征（40% ~ 80%）和系统性红斑狼疮（10% ~ 20%）的女性患者中，男女比例为 1：29。在干燥综合征中抗 SS—A 抗体和抗 SS—B 抗体常同时出现。

名称	参考值	临床意义
抗 Scl—70 抗体	阴性	抗 Scl—70 抗体阳性见于 25% ~75% 的进行性系统性硬化症（弥散型）患者，因实验方法和疾病活动性而异。在局限型硬化症中不出现。
抗组蛋白抗体	阴性	在药物诱导的红斑狼疮中比较常见（阳性率为 95%）。另外，在 30% ~70% 的系统性红斑狼疮和 15% ~50% 的类风湿性关节患者中也可检出抗组蛋白抗体。
抗 PM—Scl 抗体	阴性	常见于多肌炎（PM）和硬化症（Scl）的重叠综合征患者，在进行性系统性硬化症（弥散型）中的阳性率为 3%，在多肌炎和皮肌炎中的阳性率为 8%。
抗 Jo—1 抗体	阴性	见于多肌炎，阳性率为 25% ~35%。常与合并肺间质纤维化相关。
抗着丝点抗体	阴性	与进行性系统性硬化症（局限型）有关，阳性率为 70% ~90%。在原发性胆汁性肝硬化中也可见到该抗体（阳性率 10% ~30%），还可出现于雷诺综合征中。

名称	参考值	临床意义
抗 M2 抗体（抗线粒体抗体 M2 型）	阴性	高滴度的抗 M2 抗体是原发性胆汁性肝硬化（PBC）的标志,阳性率 85%～95%。另外,在其他慢性肝脏疾病（30%）和进行性系统性硬化症（7%～25%）中也可检出抗 M2 抗体,但主要为低滴度。抗 M2 抗体阳性的进行性系统性硬化症患者,很可能临床重叠有 PBC。
抗 PCNA 抗体	阴性	抗 PCNA 抗体对系统性红斑狼疮具有很高的特异性,但其阳性率仅为 3%。
抗核小体抗体	阴性	抗核小体抗体对 SLE 的特异性几乎为 100%,阳性率 50%～95%。
血沉（ESR）	男性 0～15mm/h 女性 0～20mm/h	（1）血沉加快:可见于某些生理情况:妇女月经期、妊娠期、老年人,特别是 60 岁以上的人,多因纤维蛋白原的增高而致血沉增快。在病理情况中可见于各种炎症（急、慢性炎症,如结核、结缔组织病、风湿热等）。组织损伤和坏死,也可短期增加。恶性肿瘤中,尤其是恶性程度高、增长迅速的肿瘤更明显。多种高球蛋白血症均可见血沉增快,如系统性红斑狼疮、多发性骨髓病、巨球蛋白血症、肝硬化、慢性肾炎等。在贫血、高胆固醇血症时也可出现血沉增快。（2）血沉减慢:可见于真性红细胞增多症。注意:血沉增快,病因复杂,无特异性,不能单独用以诊断任何疾病。

名称	参考值	临床意义
人类白细胞抗原（HLA－B27）	阴性	强直性脊柱炎患者90%以上为阳性。
人血免疫球蛋白（Ig）	IgG 7.51～15.60 g/L IgA 0.82～4.53 g/L IgM 0.46～3.04 g/L IgE 1.31～165.3 g/L	（1）**多克隆性增高**：各种慢性感染、慢性肝病、肝癌、淋巴瘤、某些自身免疫病。 （2）**单克隆性增高**：免疫增殖性疾病，多发性骨髓瘤。 （3）**免疫球蛋白降低**：各种先天性或后天获得性免疫缺陷病，联合免疫缺陷病，长期应用免疫抑制剂等。 （4）反复呼吸道感染者多见 IgA 缺乏，各种过敏性疾病。
轻链	6.29～13.50 g/L 3.13～7.23 g/L	某一种轻链升高，见于多发性骨髓瘤、巨球蛋白血症、淋巴瘤等。

名称	参考值	临床意义
补体 （C3、C4）	C3 0.79~1.52g/L C4 0.16~0.38g/L	补体 C3、C4 的临床意义相似。 （1）增高：常见于某些急性炎症或者传染病早期，如风湿热急性期、心肌炎、心肌梗死、关节炎等。 （2）降低常见于： ①补体合成能力下降，如慢性活动性肝炎、肝硬化、肝坏死等。 ②补体消耗或者丢失过多，如活动性红斑狼疮、急性肾小球肾炎早期及晚期、基底膜增生型肾小球肾炎、冷球蛋白血症、严重类风湿关节炎、大面积烧伤等。 ③补体合成原料不足，如儿童营养不良性疾病。 ④先天性补体缺乏。
C 反应蛋白 （CRP）	0~8mg/L	升高： （1）急性炎症或组织坏死，如严重创伤、手术、急性感染等，CRP 常在几小时内急剧升高，且在血沉增快之前即升高，恢复期 CRP 亦先于血沉之前恢复正常。手术者术后 7~10 天 CRP 浓度下降，否则提示感染或并发血栓等。 （2）急性心肌梗死：24~48 小时内升高，3 天后下降，1~2 周后恢复正常。 （3）急性风湿热、类风湿性关节炎、系统性红斑狼疮、细菌性感染、肿瘤广泛转移、活动性肺结核。 （4）病毒感染时 CRP 多不升高。 （5）C 反应蛋白可作为风湿病的病情观察指标，以及预测心肌梗死的相对危险度。

55

风湿免疫病系列

一分钟

看懂化验单

56

名称	参考值	临床意义
抗链球菌溶血素O（ASO）	0~200 IU/ml	对溶血性链球菌感染有间接诊断价值。少数非溶血性链球菌感染也可有升高，还可见于上呼吸道感染、皮肤及软组织化脓性感染。
类风湿因子（RF）	阴性	RF不特异，在类风湿以及其他风湿性疾病如SLE、硬皮病，以及结核、病毒性肝炎等非风湿病，甚至正常的老年人均有较高的阳性检出率。临床上主要用于动态观察RF滴度，可作为类风湿病变活动及药物治疗后疗效的评价。
抗环瓜氨酸肽抗体（anti-ccp）	阴性	早期诊断类风湿关节炎（RA）的特异性指标，联合RF检测成为RA血清学检测的首选。
抗心磷脂抗体（ACL）	阴性 <16U/ml 可疑 16~24 U/ml 阳性 >24 U/ml	阳性常见于原发性抗磷脂综合征（APS），还可见于SLE、血栓形成、习惯性流产、血小板减少、溶血性贫血、干燥综合征等疾病。

7. 肿瘤系列

肿瘤标志物：是指特征性存在于恶性肿瘤细胞，或由恶性肿瘤细胞产生的物质，或是宿主对肿瘤的刺激反应而产生的物质，并能反映肿瘤发生、发展，监测肿瘤对治疗反应的一类物质。肿瘤标志物存在于肿瘤患者的组织、体液和排泄物中，能够用免疫学、生物学及化学的方法检测到。

肿瘤标志物的重要意义：①肿瘤的早期发现；②肿瘤普查、筛查；③肿瘤的诊断、鉴别诊断与分期；④肿瘤患者手术、化疗、放疗疗效监测；⑤肿瘤复发的指标；⑥肿瘤的预后判断；⑦寻找不知来源的转移肿瘤的原发灶。

必须注意：

①肿瘤标志物非常之多，单个标记物的敏感性或特异性往往偏低，不能满足临床要求，理论上和实践上都提倡一次同时测定多种标志物，以提高敏感性和特异性。

②肿瘤标志物不是肿瘤诊断的唯一依据，临床上需结合临床症状、影像学检查等其他手段综合考虑。肿瘤确诊一定要有组织或细胞病理学的诊断依据。

③因患者个体差异、患者具体临床情况等因素，肿瘤标志物的分析要结合临床情况，从多个角度比较，才能得出客观真实的结论。

④某些肿瘤标志物在某些生理情况下或某些良性疾病也可以异常升高，需注意鉴别。

名称	参考值	临床意义
甲胎蛋白 （AFP）	<20μg/L	AFP是诊断原发性肝癌的最佳标志物，诊断阳性率为60%～70%。血清AFP>400μg/L持续4周，或200～400μg/L持续8周者，结合影像检查，可做出原发性肝癌的诊断。AFP可早于影像学6～12月出现异常，为肝癌的早期诊断提供重要依据，建议肝硬化患者定期复查AFP。病毒性肝炎、肝硬化患者血清中AFP浓度可有不同程度升高，其水平常<300ug/L。内胚层癌、畸胎瘤、睾丸癌、卵巢癌、胃癌等伴肝转移者AFP可升高。妇女妊娠3个月后，AFP开始升高，7～8个月时达高峰，一般在400ng/ml以下，分娩后3周恢复正常。妊娠期AFP异常升高，要排除胎儿神经管缺损、畸形可能。
α—L—岩藻糖苷酶 （AFU）	ELISA法和分光光度连续监测法为234～414μmol/L	AFU是对原发性肝细胞性肝癌检测的又一敏感、特异的标志物。原发性肝癌患者血清AFU活力显著高于其他各类疾患（包括良、恶性肿瘤）。血清AFU活性动态曲线对判断肝癌治疗效果、估计预后和预示复发有着极其重要的意义，甚至优于AFP。但是，血清AFU活力测定在某些转移性肝癌、肺癌、乳腺癌、卵巢或子宫癌，甚至在某些非肿瘤性疾患如肝硬化、慢性肝炎和消化道出血等也有轻度升高。在使用AFU时应与AFP同时测定，可提高原发性肝癌的诊断率，有较好的互补作用。

名称	参考值	临床意义
癌胚抗原 (CEA)	≤5.9μg/L	CEA 升高主要见于结/直肠癌、胃癌、肝癌、肺癌、胰腺癌、乳腺癌、卵巢癌、子宫及子宫颈癌、泌尿系肿瘤等，其他恶性肿瘤也有不同程度的阳性率。肝硬化、肝炎、肺气肿、肠道憩室、直肠息肉、结肠炎等良性病 CEA 也可升高。癌症病人的胸水、腹水、消化液、分泌物中的 CEA 常升高。正常人吸烟者 CEA 可升高。
癌抗原125 (CA125)	<2.5 万 u/L（40 岁女性）上女性）、<4.0 万 u/L（20～40 岁女性）（男性及 50 岁以上女性）	CA125 对卵巢上皮癌的敏感性可达约 70%。其他非卵巢恶性肿瘤（宫颈癌、宫体癌、子宫内膜癌、胰腺癌、肺癌、胃癌、结/直肠癌、乳腺癌）也有一定的阳性率。良性妇科病（盆腔炎、卵巢囊肿、子宫内膜异位症、盆腔炎、胰腺炎、肝炎、肝硬化等）和早期妊娠可出现不同程度的血清 CA125 含量升高。在许多良性和恶性胸、腹水中也可发现 CA125 升高。
癌抗原15—3 (CA15-3)	<2.5 万 u/L	CA15—3 可作为乳腺癌辅助诊断，术后随访和转移复发的指标。其他恶性肿瘤也有一定的阳性率，如：肺癌、结肠癌、胰腺癌、卵巢癌、子宫颈癌、原发性肝癌等。肝脏、胃肠道、肺、乳腺、卵巢等非恶性肿瘤性疾病，阳性率一般<10%。

一分钟

看懂化验单

名称	参考值	临床意义
糖类抗原19—9（CA19-9）	0~40kU/L	血清 CA19—9 可作为胰腺癌、胆囊癌等恶性肿瘤的辅助诊断指标，对监测病情变化和复发有很大意义。胃癌、结/直肠癌、肝癌、乳腺癌、卵巢癌、肺癌等患者的血清 CA19—9 水平也有不同程度的升高。某些消化道炎症 CA19—9 也会升高，如：急性胰腺炎、胆囊炎、胆汁淤积性胆管炎、肝炎、肝硬化等。
癌抗原50（CA50）	0~2.0万u/L	CA50 在多种恶性肿瘤中可检出不同的阳性率，对胰腺癌和胆囊癌的阳性检出率居首位，其他依次为肝癌、胃癌、结直肠癌、卵巢与子宫癌、恶性胸水等。
糖类抗原242（CA242）	<20IU/ml	CA242 用于胰腺癌，大肠癌的辅助诊断，有较好的敏感性（80%）和特异性（90%）。肺癌、肝癌、卵巢癌患者的血清 CA242 含量也可见升高。
癌抗原72—4（CA72-4）	<6.7μg/L	CA72—4 是目前诊断胃癌的最佳肿瘤标志物之一，若与 CA19—9 及 CEA 联合检测可以监测 70% 以上的胃癌。CA72—4 水平与胃癌的分期有明显的相关性，有转移者更高。结/直肠癌、胰腺癌、肝癌、肺癌、乳腺癌、卵巢癌也有一定的阳性率。良性胃病患者中，其检出率仅 0.7%。

名称	参考值	临床意义
神经元特异性烯醇化酶（NSE）	<16.3 ng/ml	NSE 是小细胞肺癌（SCLC）的肿瘤标志物，诊断阳性率为91%。有助于小细胞肺癌和非小细胞肺癌（NSCLC）的鉴别诊断。对小细胞肺癌的疗效观察和复发监测也有重要价值。神经母细胞瘤、神经内分泌细胞瘤的血清 NSE 浓度可明显升高。
鳞状上皮细胞癌抗原（SCCA）	L≤1.5μg/L	SCCA 是鳞癌的肿瘤标志物，适用于宫颈癌、肺鳞癌、食管癌、头颈部癌、膀胱癌的辅助诊断，治疗观察和复发监测。
前列腺特异抗原（PSA）	<4μg/L	PSA 是目前广泛应用于前列腺癌的肿瘤标志物。前列腺癌血清 PSA 升高，阳性率在50%～80%。前列腺增生、前列腺炎、肾脏和泌尿生殖系统的疾病也可见血清 PSA 升高。良性前列腺增生血清中游离 PSA 的比例是显著增高的。PSA 水平随年龄的增加而增加，一般以每年0.04ug/L 的速度递增。PSA 水平与前列腺的体积有关。有关前列腺损伤的各种检查均可引起 PSA 的明显升高。

一分钟

看懂化验单

名称	参考值	临床意义
前列腺酸性磷酸酶（PAP）	≤2.0μg/L	前列腺癌时，血清 PAP 浓度明显升高，其升高程度与肿瘤发展基本呈正相关。病情好转时，PAP 水平降低；再次升高时，常提示癌症有复发、转移及预后不良。

8. 甲功五项及甲状腺抗体

甲功五项的测定是对：促甲状腺激素（TSH），甲状腺素（T_4），三碘甲状原氨酸（T_3），游离 T_3，游离 T_4 的测定。

名称	参考值	临床意义
促甲状腺激素（TSH）	0.3～5.0mIU／L	（1）增高：原发性甲状腺功能减退、伴有甲状腺功能低下的桥本病、外源性促甲状腺激素分泌肿瘤（肺、乳腺）、亚急性甲状腺炎恢复期。摄入金属锂、碘化钾、促甲状腺激素释放激素可使促甲状腺激素增高。 （2）降低：垂体性甲状腺功能低下、非促甲状腺激素瘤所致的甲状腺功能亢进，以及摄入阿司匹林、皮质激素及静脉使用肝素。
甲状腺素（T_4）	65～155nmol／L	（1）升高：甲状腺中毒症、无痛性甲状腺炎、亚急性甲状腺炎、突眼性甲状腺功能亢进症、服甲状腺制剂、畸胎瘤、恶性绒毛膜上皮瘤、垂体促甲状腺激素肿瘤。 （2）降低：甲状腺功能减退症、慢性甲状腺炎、克汀病、碘有机化障碍、垂体性甲状腺功能减退症、低 T_3 综合征（重症）、服用 T_3 过量、T_4 型甲状腺功能亢进症（T_4 增高而 T_3 正常）。

一分钟

看懂化验单

64

名称	参考值	临床意义
三碘甲状原氨酸（T₃）	$1.6 \sim 3.0$nmol／L	增高见于甲状腺功能亢进，三碘甲状腺原氨酸型甲状腺功能亢进危象早期、缺碘性甲状腺肿、高甲状腺结合球蛋白血症。 减低见于甲状腺功能减退、低甲状腺素结合球蛋白血症等。
游离 T_3、T_4（FT_3、FT_4）	T_3 5.5 ± 0.9pmol／L T_4 16.9 ± 3.7pmol／L	FT_3 和 FT_4 能更准确地反映甲状腺功能状态。 甲亢时这两项测定数值显著高于正常范围；甲减时，二者则显著低于正常范围。 FT_3 测定为诊断 T_3 型甲亢不可缺少的指标。 若对多项指标进行全面评价，则： 对甲亢的诊断价值依次为 $FT_3 > FT_4 > T_3 > T_4$； 对甲减的诊断价值依次为 $FT_4 = TSH > T_4 > FT_3 > T_3$。
甲状腺球蛋白抗体（Anti－TG）	< 4.1IU／ml	甲状腺自身免疫性疾病的诊断，监测桥本氏甲状腺炎。

名称	参考值	临床意义
抗甲状腺过氧化物酶抗体 (Anti – TPO)	<5. 61IU /ml	协助对甲状腺功能异常的诊断和监测。
促甲状腺素受体抗体 (TRAb)	0 ~ 1. 75U /L	诊断 Graves 病，新诊断戈谢病（GD）患者 75% ~ 96% TRAb 阳性。需要注意的是，TRAb 中包括刺激性（TSAb）和抑制性（TSBAb）和甲状腺生长免疫球蛋白（TGI），而检测到的 TRAb 仅能反映有针对 TSH 受体的自身抗体存在，不能反映这种抗体的功能。但是，当临床表现符合 GD 病时，一般都将 TRAb 视为 TSH 受体刺激抗体。

甲功五项及甲状腺抗体

9. 病毒性肝炎的分型

肝炎是肝脏炎症的统称。病因多种，包括：感染（病毒、细菌、寄生虫）、理化学因素（化学毒物、药物、酒精）、自身免疫因素。无论是上述哪种因素，均可能使肝脏细胞破坏，肝脏的功能受到损害，引起身体一系列不适症状，以及肝功能指标的异常。由于引发肝炎的病因不同，虽然有类似的临床表现，但是在病原学、血清学、损伤机制、临床经过及预后、肝外损害、诊断及治疗等方面往往有明显的不同。

需要注意的是，通常我们生活中所说的肝炎，多数指的是由肝炎病毒引起的病毒性肝炎。病毒性肝炎是由多种肝炎病毒引起的以肝脏病变为主的一种传染病。临床上以食欲减退、恶心、上腹部不适、肝区痛、乏力为主要表现。部分病人可有黄疸、发热、肝大、伴有肝功能损害。有些病人可慢性化，甚至发展成肝硬化，少数可发展为肝癌。

病毒性肝炎的分型，至目前为止，目前已被公认的有甲、乙、丙、丁、戊五种肝炎病毒，分别写作 HAV、HBV、HCV、HDV、HEV，除乙型肝炎病毒为 DNA 病毒外，其余均为 RNA 病毒。己型肝炎病毒和庚型肝炎病毒尚存在争议。在这里重点讲前 5 种常见的肝炎。

（1）甲型肝炎

由甲型肝炎病毒（HAV）引起，是一种消化道传播的肝炎，通常是通过粪便污染的食物或水经口传播的，其特点是起病急，起病前多有发热、全身无力、消化道症状明显。如出现食欲下降、恶心、厌油腻、可伴有腹泻，继之出现尿黄、皮肤巩膜黄染、呕吐、肝区疼痛、肝功能异常，这就是急性黄疸性肝炎，也有一部分不出现黄疸称为急性无黄疸性肝炎。本型预后良好，一般不引起肝脏慢性病变。血清抗HAV 的 IgM 阳性可确诊为 HAV 近期感染，抗 HAV 的 IgG 阳性提示既往感染且已有免疫力。

（2）乙型肝炎

由乙型肝炎病毒（HBV）引起，是传播最广泛，传播途径复杂的肝炎。我们应该了解的是，乙肝患者的体液具有传染性。体液的概念包括唾液、泪液、汗液、乳汁、精液、内分泌液、血液，只要是乙肝患者，其体液就含有乙肝病毒，就具有传染性。

乙肝的传播途径较多：

①母婴传播。母婴传播包括两方面的内容，一个是垂直传播，另外一方面就是水平传播。大家一直认为母婴传播就是垂直传播，其实不然。在子宫内引起的传播只占10%，怀孕期间胎儿在子宫内被传染的只是10%，不是很高。主要是在围生期和出生后的密切接触水平传播。一个大三阳母亲，孩子出生后被感染的可能性达到90%，e抗原阴性的乙肝母亲生下的孩子感染概率要比e抗原阳性的低一半。

②医源性传染。在医院的检查治疗过程中，因使用未经严格消毒或反复使用被HBV污染的医疗器械引起感染的，叫医源性传播。感染源包括手术器械、牙科器械、采血针、针灸针和内镜等。当然，在正规的医院里，这种可能性是非常小的。

③输血传播。输入被HBV感染的血液和血液制品后，可引起输血后乙型肝炎的发生。

④密切生活接触传播。生活中只要皮肤黏膜有破损，就有可能被感染。乙肝患者的体液接触到非感染者破损的皮肤和黏膜有可能就被感染上。在日常生活中共用剃须刀、牙刷等引起HBV传播，这都叫密切生活感染。

⑤性传播。乙肝是可以通过性传染的，性传播也是属于体液传播的一种。另外接吻也能传播，如果口唇黏膜破损了也有这种可能性。

与甲肝相比，乙肝有以下特点：

①起病相对较慢，潜伏期长。

②急性期可有发热、腹泻、恶心、纳差等症状，但发生率低于甲肝。

③部分患者可变成慢性，反复发作，成为慢性活动性肝炎或迁移

性肝炎，乙肝病毒携带者，仍可将病毒传染给他人。

④慢性患者少部分可演变成肝硬化和肝癌。

乙肝五项（乙肝两对半）检测的是什么，有什么意义

乙肝五项	正常范围	临床意义
乙肝表面抗原 HBsAg	<0.05IU/ml （阴性）	阳性：感染了乙肝
乙肝表面抗体 HBsAb	<10MIU/ml （阴性）	阳性：有免疫力，不会被传染
乙肝 e 抗原 HBeAg	<1S/CO （阴性）	阳性：病毒感染，并且有病毒复制，数值越高，提示传染性越强
乙肝 e 抗体 HBeAb	>1S/CO （阴性）	阳性：病毒感染，复制减弱，传染性较小
乙肝核心抗体 HBcAb	<1S/CO （阴性）	阳性：曾经感染

关于大三阳和小三阳

大三阳是指在乙肝五项检测中，乙肝表面抗原（HBsAg）、E 抗原（HBeAg）和核心抗体（HBcAb）检测均是阳性。提示乙肝病毒感染，病毒复制活跃，有传染性。并不能提示病情是否严重。

小三阳是指在乙肝五项检测中，乙肝表面抗原（HBsAg）、E 抗体（HBeAb）和核心抗体（HBcAb）检测均是阳性。提示：（1）大多数情况下表示乙肝病毒复制减少，仍然有传染性。（2）由"大三阳"转向"小三阳"，并不意味着乙肝病毒复制完全停止，少数"小三阳"病人血清 HBV—DNA 持续阳性，病毒复制活跃，病情较严重，病情进展迅速，见于病毒变异。现在肝病科的医生已经很少再提大小三阳，因为 e

抗原（HBeAg）是否阳性更加有意义，e抗原的水平对于判断传染性，以及提示患者的预后更有意义。此外，表面抗原阳性者，建议查乙肝病毒DNA：通常采用PCR法检测，定量血清中HBV—DNA的拷贝数，若为阳性，尤其是较高拷贝数，则直接反应HBV活跃复制具有传染性。

（3）丙型肝炎

是由丙型肝炎病毒（HCV）引起，一般通过血液传播，其特点：①患者多有输血、血制品史。②起病隐匿，病情相对较轻，肝功能异常主要表现为转氨酶（ALT）呈中度或轻度升高，很少患者出现黄疸。③慢性化率高，治疗效果差。④与肝硬化、肝癌关系密切。据统计，慢性丙型肝炎20%将变成肝硬化，肝硬化中又有20%将发展成肝癌。由于血中抗原量太少无法测出，故只能检测抗体，即抗HCV抗体，为HCV感染标记，并不是保护性抗体。PCR法检测血清HCV—RNA阳性，则提示病毒活跃复制具有传染性。

（4）丁型肝炎

是由丁型肝炎病毒（HDV）引起，HDV的特点：HDV是一种缺陷病毒，它必须在有乙型肝炎病毒感染存在的情况下，才可能感染人，因此丁型肝炎严格讲不是一种独立的疾病。可以和乙肝病毒同时感染，也可以在慢性乙肝病毒感染的基础上再感染丁肝。乙肝病人再感染了丁肝病毒，可使病情加重，甚至发展成重症肝炎。此型肝炎在几种肝炎中最少见，但最危险，因为同时有两种病毒在起作用。自血清中检出HDV—RNA是特异的诊断方法。

（5）戊型肝炎

是由戊型肝炎病毒（HEV）引起的，戊型肝炎和甲型肝炎有许多相似之处，经消化道传播，一般不导致慢性肝炎，但不同于甲肝的地方：①病情普遍重于甲肝，黄疸发生率高，病情恢复比甲肝慢。②易发生胆汁淤阻。③孕妇特别是中晚期妊娠患戊肝往往后果严重。急性期可在血清中检测出抗HEV—IgM，恢复期血清中IgG抗体滴度很低，抗HEV—IgG在血清中持续时间短于1年，故抗HEV—IgM、抗HEV—IgG均可作为HEV近期感染指标。

（6）己型肝炎

上述五型肝炎确定后，仍有一部分肝炎无法分类，说明尚有其他的病毒肝炎类型，有关己型肝炎病毒的特性和它引起的肝炎特点尚待进一步观察研究。

（7）庚型肝炎

1995 年初美国学者首先发现一种输血后肝炎的致病病毒，称为庚型肝炎病毒（HGV），经研究我国 HGV 也有较高的感染率，但目前尚在研究中。

（8）TTV 肝炎

TTV 是 1997 年底发现的一种新的与输血后肝炎有关的病毒。初步研究表明，TTV 的许多特征与乙肝病毒相似，既可引起暴发型肝炎、急性肝炎、慢性肝炎，也可造成慢性病毒携带，该型也在研究中。

10. 了解心电图

心电图（ECG）用心电图机从体表记录心脏每一心动周期所产生的电活动变化图形的技术。

心电图是临床最常用的检查之一，应用广泛。应用范围包括：

（1）记录人体心脏的电活动。

（2）帮助诊断心律失常。

（3）帮助诊断心肌缺血、心肌梗死，判断心肌梗死的部位。

（4）诊断心脏扩大、肥厚。

（5）判断药物或电解质情况对心脏的影响。

（6）判断人工心脏起搏状况。

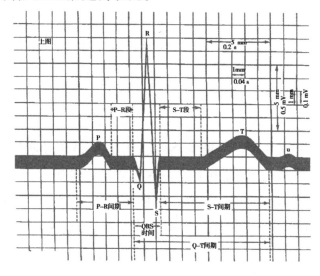

图1　典型心电图

正常心电图表现：

（1）P波代表心房肌除极的电位变化。

①形态：P波的形态在大部分导联上一般呈钝圆形，有时可能有轻度切迹。心脏激动起源于窦房结，因此心房除极的综合向量指向左、

前、下，所以 P 波方向在 I、II、aVF、V_4 ~ V_6 导联向上，aVR 导联向下，其余导联呈双向、倒置或低平均可。

②时间：正常人 P 波时间一般小于 0.12s。

③振幅：P 波振幅在肢体导联一般小于 0.25mV，胸导联一般小于 0.2mV。

（2）PR 间期　从 P 波的起点至 QRS 波群的起点，代表心房开始除极至心室开始除极的时间。心率在正常范围时，PR 间期为 0.12 ~ 0.20s。在幼儿及心动过速的情况下，PR 间期相应缩短。在老年人及心动过缓的情况下，PR 间期可略延长，但一般不超过 0.22s。

（3）QRS 波群　代表心室肌除极的电位变化。

①时间：正常成年人 QRS 时间小于 0.12s，多数在 0.06 ~ 0.10s。

②形态和振幅：在胸导联，正常人 V_1、V_2 导联多呈 rS 型，V_1 的 R 波一般不超过 1.0mv。V_5、V_6 导联 QRS 波群可呈 qR、qRs、Rs 或 R 型，且 R 波一般不超过 2.5mV。正常人胸导联的 R 波自 V_1 至 V_6 逐渐增高，S 波逐渐变小，V_1 的 R/S 小于 1，V_5 的 R/S 大于 1。在 V_3 或 V_4 导联，R 波和 S 波的振幅大体相等。在肢体导联，I、II 导联的 QRS 波群主波一般向上，III 导联的 QRS 波群主波方向多变。aVR 导联的 QRS 波群主波向下，可呈 QS、rS、rSr 或 Qr 型。aVL 与 aVF 导联的 QRS 波群可呈 qR、Rs 或 R 型，也可呈 rS 型。正常人 aVR 导联的 R 波一般小于 0.5mV，I 导联的 R 波小于 1.5mV，aVL 导联的 R 波小于 1.2mV，aVF 导联的 R 波小于 2.0mV。6 个肢体导联的 QRS 波群振幅（正向波与负向波振幅的绝对值相加）一般不应都小于 0.5mV，6 个胸导联的 QRS 波群振幅（正向波与负向波振幅的绝对值相加）一般不应都小于 0.8mV，否则称为低电压。

③R 峰时间（R peak time）：过去称为类本位曲折时间或室壁激动时间，指 QRS 起点至 R 波顶端垂直线的间距。如有 R 波，则应测量至 R 峰；如 R 峰呈切迹，应测量至切迹第二峰。正常成人 R 峰时间在 V_1、V_2 导联不超过 0.04s，在 V_5、V_6 导联不超过 0.05s。

④Q 波：除 aVR 导联外，正常人的 Q 波时间小于 0.04s，Q 波振幅

小于同导联中 R 波的 1/4。正常人 V_1、V_2 导联不应出现 Q 波，但偶尔可呈 QS 波。

（4）J 点　QRS 波群的终末与 ST 段起始之交接点称为 J 点。J 点大多在等电位线上，通常随 ST 段的偏移而发生移位。有时可因心室除极尚未完全结束，部分心肌已开始复极致使 J 点上移。还可由于心动过速等原因，使心室除极与心房复极并存，导致心房复极波（Ta 波）重叠于 QRS 波群的后段，从而发生 J 点下移。

（5）ST 段　自 QRS 波群的终点至 T 波起点间的线段，代表心室缓慢复极过程。正常的 ST 段多为一等电位线，有时亦可有轻微的偏移，但在任一导联，ST 段下移一般不超过 0.05mV；ST 段上抬在 V_1 ~ V_2 导联一般不超过 0.3mV，V_3 不超过 0.5mV，在 V_4 ~ V_6 导联及肢体导联不超过 0.1mV。

（6）T 波　代表心室快速复极时的电位变化。

①形态：在正常情况下，T 波的方向大多与 QRS 主波的方向一致。T 波方向在 I、II、V_4 ~ V_6 导联向上，aVR 导联向下，III、aVL、aVF、V_1 ~ V_3 导联可以向上、双向或向下。若 V_1 的 T 波方向向上，则 V_2 ~ V_6 导联就不应向下。

②振幅：除 III、aVL、aVF、V_1 ~ V_3 导联外，其他导联 T 波振幅一般不应低于同导联 R 波的 1/10。T 波在胸导联有时可高达 1.2 ~ 1.5mV 尚属正常。

（7）QT 间期　指 QRS 波群的起点至 T 波终点的间距，代表心室肌除极和复极全过程所需的时间。QT 间期长短与心率的快慢密切相关，心率越快，QT 间期越短，反之则越长。一般女性的 QT 间期较男性略长。QT 间期另一个特点是不同导联之间 QT 间期存在一定的差异，正常人不同导联间 QT 间期差异最大可达 50ms，以 V_2、V_3 导联 QT 间期最长。

（8）u 波　在 T 波之后 0.02 ~ 0.04s 出现的振幅很低小的波称为 u 波，代表心室后继电位。u 波方向大体与 T 波相一致。u 波在胸导联较易见到，以 V_3 ~ V_4 导联较为明显。u 波明显增高常见于低血钾。

常见的体检心电图报告

（1）窦性心律：窦房结是心脏正常自动节律性兴奋的起搏点。它可以自动地、有节律地产生电流，电流按传导组织的顺序传送到心脏的各个部位，从而引起心肌细胞的收缩和舒张。人体正常的心跳就是从这里发出的，这就是"心脏起搏点"。窦房结每发生1次冲动，心脏就跳动1次，在医学上称为"窦性心律"，是唯一正常的心律。如出现其他的比如房性心律、交界性心律都属于不正常。

①窦性心动过速：窦性心律且成人心率 >100 次/分，一般不超过160 次/分；窦性心律且婴儿心律 >150 次/分，儿童心率 >120 次/分。窦性心动过速可发生在正常人运动或情绪激动时、过量的烟、酒、浓茶及咖啡均可引起窦性心动过速。病理情况见于发热、贫血、甲状腺功能亢进、休克、心力衰竭、心肌炎，或应用肾上腺素、阿托品、硝酸甘油等药物后。

②窦性心动过缓：窦性心律且心率 <60 次/分（成人），一般不低于40 次/分，常与窦性心律不齐同时存在。窦性心动过缓是由于迷走神经兴奋性增高或窦房结受抑制所致。常见于运动员、老人、低温麻醉、梗阻性黄疸、颅内压增高、垂体或甲状腺功能低下、洋地黄过量及应用 β - 受体阻滞剂等。

③窦性心律不齐：窦性心律而 P—R 间隔 >0.12s，常与呼吸周期有关，吸气时稍快、呼气时稍慢。多见于青少年、感染后恢复期及自主神经功能不稳定的人。一般无重要临床意义。

（2）大致正常心电图：大致正常心电图是指有部分测量值不在标准限值内，但相差甚微。即某些测量值在临界值附近，但仍可视为正常。下次检查心电图时，本次的结果有对照意义。

（3）ST—T 改变：心电图 ST—T 改变只是心电传导异常的一种表现，并不代表一种病。心电图报告提示有明显的 ST—T 改变，病人就应马上到专业医疗机构就诊治疗。在临床上，有很大比例的 ST—T 的改变与心肌缺血有关。可于专业医疗机构进一步诊治。但同时 ST—T

改变亦可见于其他多种心脏病和电解质紊乱等情况，也可见于胆囊炎、急性胰腺炎等等。需结合其他临床表现及检查明确病因。

如果心电图报告出现了ST—T改变，应结合病人的病史、体征和有关检查等，综合分析后再作诊断。例如发作性心前区疼痛并有心电图提示的ST—T改变，需就诊心内科，医生可能会建议病人作平板运动负荷试验或24小时动态心电图检查，这对诊断是否由冠心病心肌缺血引起的胸痛非常有必要，病人应积极配合。因此，当心电图报告"ST—T改变"时。病人不可掉以轻心，要积极就诊治疗。

（4）T波低平：所谓T波低平就是直立T波低于0.2 mV，或低于同导联R波之1/10。T波低平代表心室激动过程的程序显著异常，或是心肌功能的改变。T波低平还可能是由于肥厚的左心室心肌发生相对缺血所致。当然T波的振幅与方向除了在心脏病时常有改变外，也常常受内分泌、代谢以及自主神经系统活动的影响。例如在精神受到刺激后，T波可以暂时由直立变为平坦，甚至倒置。T波低平不排除心脏有病理征象，但T波低平也受内分泌、代谢、自主神经活动和精神刺激的影响。如有条件，可以进一步确定。

（5）低电压：低电压的出现提示有心肌病症或全身肥胖等症。需对比之前心电图和其他检查确定病因。建议于专业医疗机构就诊。

（6）心律失常：

①完全性右束支传导阻滞可见于有器质性心脏病（冠心病、高血压性心脏病）者，偶见于正常人。应注意复查心电图，有症状及时专科诊治。不完全性右束支传导阻滞，可见于无心脏病的健康人。

②房室传导阻滞是比较常见的心律失常，在正常人群中的检出率约为2%～5%，在器质性心脏病患者中约占20%～30%。它是心脏传导阻滞中最常见的一种。

一般说来，阻滞程度越高，心肌损害越重。它的预后取决于病因、心功能状态、阻滞部位、持续时间等因素，其中阻滞部位尤为重要。一度或二度Ⅰ型房室阻滞的阻滞部位多在房室束分叉以上，程度轻，多可恢复；二度Ⅱ型或三度房室阻滞的阻滞部位大多在房室束分叉以下，预后较差。应注意复查心电图，有症状及时专科诊治。

③心脏早搏：按起源部位可分为窦性、房性、房室交界处性和室性四种。其中以室性最多见，其次为房性，窦性过早搏动罕见。早搏是常见的异位心律。

期前收缩临床意义的评价比较困难，它可发生在无器质性心脏病的"正常人"。如情绪激动、饱餐、过劳和烟茶过量是引起期前收缩的常见原因，其他心外疾患（胃肠疾患、胆囊炎急性感染）亦很常见，无重要临床意义。若发生在器质性心脏病人，尤其是心功能不全者则易引起严重的后果。一般来说，偶发的期前收缩，发生在无心脏病的年轻人，多无严重后果，频发的（每分钟 >8 次），多源性的期前收缩常为病理性表现。急性心肌梗死时发生室性早搏常是室性心动过速与心室颤动的预兆。频发而多源的房性早搏常是心房颤动的前奏。因而偶尔早搏是正常的，多为生理性原因，可半年复查；如频发早搏，请及时就医；有心脏病者伴有早搏，建议专科治疗。

④房颤：是一种常见的心律失常。据统计，60 岁以上的人群中，房颤发生率为 1%，并随年龄的增加而增加。多发生在已有器质性心脏病的病人，如冠心病二尖瓣狭窄、甲状腺功能亢进性心脏病等。少数心房颤动找不到任何原因。持续心房颤动使心房失去协调一致的收缩，心排出量减少，易形成附壁血栓。有症状请心脏专科就诊。

⑤阵发性心动过速：当异位起搏点的自律性增高或形成折返激动，连续发生快速的激动三次或三次以上，称为阵发性心动过速（Paroxysmal tachycardia）。其特点为：①突然发作，突然停止。②发作时心率一般在 160~220 次/分。③心律大多规则。④发作持续时间短，一般为数秒，数分至数小时，但也有少数病人持续数天。阵发性室上性心动过速多见，常发生在无器质性心脏病者。预激综合征者易有此类发作。阵发性室性心动过速绝大多数发生在有器质性心脏病者，如急性心肌梗死、心肌病等。

11. 胸部 X 线

胸部 X 线临床上称作胸片。经常用于检查胸廓（包括肋骨，胸椎，软组织等），胸腔，肺组织，纵隔，心脏等的疾病。如肺炎，肿瘤，骨折，气胸，肺心病，心脏病等。

辐射剂量

拍摄一次常规胸部正侧位片，肺部接受的辐射剂量大约为 150uGy（15mrad），性腺约为 10uGy（1mrad），皮肤约为 500uCy（50mrad）。经评估，每接受一次胸部拍片的病人，X 射线诱发致命癌变的概率为 100 万分之一。

胸部正常 X 线影像学

胸部主要包括胸廓和内脏，如肋骨、胸骨、肺、胸膜、横膈、纵隔、心脏与大血管及其周围软组织，这些不同密度的组织结构均参与胸部影像的形成。因此，胸部影像是一个复合影像，是人体组织 X 影像构成中最复杂、最不易分析的影像结构。肺组织是一个含有大量气体的器官，与周围不含气体的组织在 X 线上形成了鲜明对比，为判断肺部有无疾病创造了有利条件。

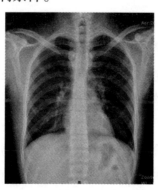

图 2　正常胸片正位像

X射线影像与临床表现的结合

呼吸系统疾病的常见症状有咳嗽、咯痰、血痰或咯血、胸痛、呼吸困难、发热等。根据某一最突出的症状往往可划出一疑诊范围。在注意临床症状的同时，还应注意病人的年龄、性别、职业、起病缓急、病程长短及既往病史等。

（1）以咳嗽为主

引起咳嗽的原因可为呼吸道疾病、胸膜疾病、心血管疾病以及中枢性因素等，但从咽到小支气管的气道受到刺激是最常见的原因。多见于急性或慢性支气管炎、支气管内膜结核、支气管扩张及支气管肺癌等疾病。

（2）以咳嗽、咯痰为主

支气管或肺炎时，由于黏膜充血、水肿、毛细血管通透性增加而出现渗出，黏液分泌也增多，渗出物与黏液混合而成痰。慢性支气管炎、支气管扩张、肺脓肿等均以咳嗽、咯痰为主要症状，感染明显时痰呈黄色。

（3）以痰中带血或咯血为主

其原因可为支气管疾病、肺疾病、心血管疾病或全身性疾病。痰中少量带血多见于肺结核、肺癌、肺囊肿和肺炎。咯血多见于支气管扩张、韦氏肉芽肿、肺—肾综合征、特发性含铁血黄素沉着症及肺梗死等。

（4）以发热为主

长期发热指发热在2周以上，以弛张热和不规则热多见。长期发热多见于结核、结缔组织病（系统性红斑狼疮、结节性多动脉炎）、风湿热。急性发热多见于肺炎和肺癌。

（5）以胸痛为主

胸痛可以是神经性的，也可为胸壁组织的病变或胸膜壁层受刺激引起。胸膜炎、胸膜间皮瘤、胸壁转移瘤、肺梗死等都可以引起严重的胸痛，细菌性肺炎和肺癌也能引起胸痛。

（6）以呼吸困难为主

吸气性呼吸困难见于气管肿瘤、支气管肺癌和支气管异物。呼气性呼吸困难可见于肺气肿、支气管哮喘、喘息性支气管炎、特发性间质纤维症、肺泡蛋白沉着症、胸腔积液、气胸和纵隔肿瘤等。

（7）以纵隔脏器受压症状为主

较为多见的是上腔静脉、食管受压或受侵犯所引起的症状。有这类症状的疾病以肺癌和纵隔肿瘤较多见。合并有脑膜刺激症状、颅神经症状或颅内压增高症状。见于结核、转移瘤和隐球菌病等。

（8）多脏器、多部位症状

系指几个脏器或几个部位均有症状者。这种情况可见于系统性红斑狼疮（可侵犯心、肾、肺等）、韦氏肉芽肿（可侵犯肾、肺、胃肠等）、结节病（可侵犯肺、眼、脾和淋巴结等）和恶性组织细胞增生症（可侵犯肝、脾、淋巴结、骨及肺等）。

常见气管、支气管疾病X线表现

（1）慢性支气管炎

肺纹理增多、增粗、扭曲、肺气肿征象，肺炎及支气管扩张征象，支气管扩张的蜂窝状影像。

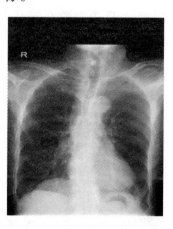

图3 慢性支气管炎胸片

胸部X线

（2）支气管扩张

胸片表现可无异常表现，或仅表现为肺纹理增强。蜂窝状影像是支气管扩张的典型表现。有时蜂窝内可见液平。

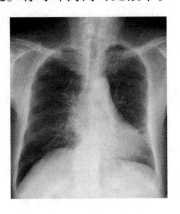

图4　支气管扩张胸片

常见肺部疾病 X 线表现

（1）大叶性肺炎

充血期：在大叶范围内可见肺纹理增强及散在斑片状阴影或大叶阴影。肝变期（红色及灰色肝变期）：可见占大叶大部分的大片状阴影或大叶阴影，在胸部正、侧位片上各叶大叶肺炎表现。消散期：大叶阴影密度减低，由大叶阴影逐渐变为散在斑片状阴影，进而演变为索条状阴影，直至完全吸收。

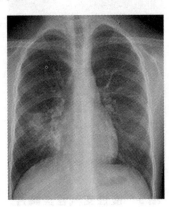

图5　大叶性肺炎胸片

（2）小叶性肺炎

①斑片状阴影及融合大片状阴影：小叶病灶一般为 1.0～2.5cm，斑片状阴影多数病灶在两下野中内带，病灶均沿支气管分布，胸片上显示的斑片状阴影多为小叶炎性病灶的前后重叠。因此几个相邻小叶病灶的融合及几个不相邻小叶病灶重叠均可在射线上显示为较大片状阴影。各小叶内渗出液的性质可不相同，如浆液性、浆液化脓性或化脓性等，但阴影的密度无差异。

②多形态影像：细菌性小叶性肺炎中的化脓性病变，如金黄色葡萄球菌肺炎、绿脓杆菌肺炎等，可形成脓肿或脓腔。小叶病灶重叠所形成的斑片状阴影可将脓腔遮盖，肺炎病灶与正常肺组织还可构成射线透亮区，不易与脓腔鉴别。观察 X 射线影像的动态变化有助于区别这些不同性质的病变，化脓性炎症在射线片上可见斑片状阴影与脓肿空洞影像。空洞内可有液平面。若与脓腔相通的支气管产生活瓣作用时，由于气体不易排出并蓄积在脓腔中，逐渐形成大小不等的肺气囊，在射线片上表现为薄壁空洞影像，其大小可从几毫米到几厘米。在肺炎吸收过程中可自行消失，亦可存在较长时间。

在发生细菌性肺炎时，支气管淋巴结常因急性炎症反应而肿大，由于淋巴结增大不显著且与肺门区血管重叠，故胸片上常不易显示。

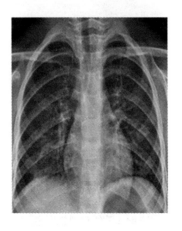

图6　小叶性胸炎胸片

③脓胸、慢性炎症及支气管扩张：化脓性小叶性肺炎特别是金黄色葡萄球菌肺炎的肺部脓肿破入胸腔时可形成脓胸，支气管及肺组织破坏并形成支气管胸膜瘘时则可出现脓气胸。在 X 射线上表现为胸腔积液或液气胸的射线征象。细菌性肺炎若治疗不当可转变为慢性肺炎，此时的病灶区出现结缔组织增生、肺不张及少数脓腔，可伴支气管扩张。慢性肺炎在 X 射线上表现为不规则阴影，可长期不吸收。当支气管造影时可见 3 ~ 4 级或更小的支气管呈柱状或囊状扩张。

（3）支原体肺炎

好发生于中下肺野，病灶多为斑片状大灶性阴影，密度低、均匀，边缘模糊，也可占据一个肺段或大叶。

（4）肺脓肿

肺脓肿形成前可表现为大小不同、边缘模糊的斑片状或大片状阴影。形成肺脓肿后可见薄壁空洞，有的洞内有液平面。脓肿吸收可表现为空洞逐渐缩小乃至闭合，周围炎性渗出吸收可残留较长时间而不吸收。

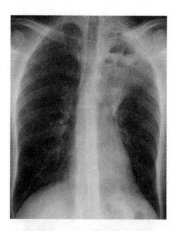

图 7　肺脓肿胸片

（5）肺结核

云絮状阴影为肺段、肺叶或一侧肺阴影，结节状阴影为球形或肿块阴影，空洞影像，条索状、星状阴影及钙化阴影。

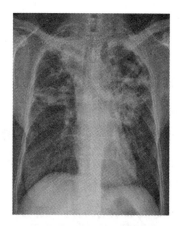

图 8　浸润性肺结核

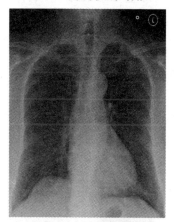

图 9　结核球

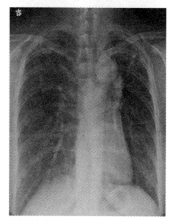

图 10　结核空洞

胸部X线

（6）肺癌

①中央型肺癌：中央型肺癌的 X 射线征象分为瘤体征象、支气管阻塞征象和胸部转移征象。

瘤体征象：包括肿块阴影和支气管改变两方面。

A. 肿块阴影：在胸片上一般不能明确显示，在支气管体层片上于含支气管腔内可见软组织肿物阴影；管壁型在肺门区可形成大小和形状不同的肿块，为管壁增厚所致；管外型多在肺门区形成较大、形状不同的肿块。管壁型及管外型肿块的长轴与病变部位支气管长轴一致。

B. 支气管改变：在支气管体层片上可表现为支气管壁增厚，支气管腔狭窄或梗阻。梗阻端可呈锥形、平直或杯口状。

②周围型肺癌：周围型肺癌的 X 射线征象包括瘤体征象（分叶征、瘤体边缘模糊和毛刺、小泡征、空洞）、三级支气管受累征象、邻近胸膜受侵征象和胸部转移征象。

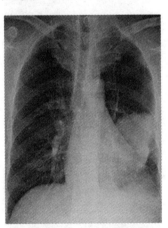

图 11　周围性肺癌

12. 如何看懂甲状腺 B 超

甲状腺是人体最大也是最表浅的内分泌腺体。平常大多数人并不知道甲状腺位于何处，但"粗脖子病"大多数人并不陌生。其实"粗脖子病"就是甲状腺肿大，这就告诉我们甲状腺位于颈部。再具体些，我们平常所说的"喉结"，我们自己都能触到，甲状腺就位于"喉结"的下方约2~3厘米处，在吞咽东西时可随其上下移动。更科学的说法，甲状腺位于颈前中部，甲状软骨下方，气管两旁，分左右两叶，中间以峡部相连，形似盾甲，故以此命名。甲状腺大小约4cm×2cm×2cm，在正常情况下，因其很小很薄，既看不到，也摸不到。甲状腺对碘有很强的聚集作用，腺体中碘含量比血液中含量高25~50倍，每日饮食摄入的碘有1/3要进入甲状腺，全身含碘量的90%都集中在甲状腺。

甲状腺能分泌激素，称作甲状腺激素，对促进生长及能量代谢有重要的影响，能促进蛋白质、脂肪及碳水化合物的代谢分解。

甲状腺虽小，但疾病种类繁多，表现多样，由于其体位表浅，是超声诊断的良好对象。甲状腺 B 超在健康体检和甲状腺疾病诊断中应用广泛，灵敏性高，可发现数毫米的病变，可以协助甲状腺疾病的早期诊治。在此我们撰写此文，希望能为朋友们读懂甲状腺超声报告提供帮助。

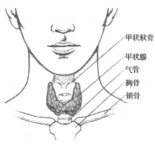

图12　甲状腺示意图

甲状腺超声报常包括以下内容

（1）描述部分

①甲状腺总体情况报告：甲状腺位置、大小、形态、回声、血流等。

②甲状腺结节：位置、大小、形态、边缘、回声、血流等。

③颈部淋巴结：位置、大小、形态、边缘、回声、血流等。

（2）结论部分

做出可能性诊断以及提出进一步处理意见。

正常甲状腺超声表现

甲状腺切面呈蝶形或马蹄形；包膜完整，边缘规则，境界清晰；双侧基本对称，由位于中央的峡部相连；内部分布细弱密集的光点，呈均匀的中等回声。前后径 1～2cm，左右径 2～2.5cm，上下径 4～6cm。

常见甲状腺疾病的超声表现

（1）甲状腺功能亢进症

本病因甲状腺激素分泌过多引起甲状腺组织增生或腺体增大，年轻女性多见，与精神因素有关。常见临床表现有情绪易激动、心悸、多汗、食欲亢进但体重减轻等。体检可见心动过速、手震颤、甲状腺肿大、眼球突出等。

超声表现：①甲状腺弥漫性、均匀性肿大，左右两侧对称。峡部前后径增大明显，常增大到 1.0cm。②甲状腺内部回声正常或稍强，呈密集点状分布。③甲状腺内小血管增多、扩张，血流速度加速现象，呈"火海征"。

（2）单纯性甲状腺肿

本病是由于缺碘引起的甲状腺代偿性增生，常见于西北缺碘地区，具有地方性，也可散发，妊娠及哺乳期多见。

超声表现：①甲状腺呈弥漫性、对称性肿大，表面光滑。②甲状腺内滤泡高度扩张，充满大量胶质，显示为无回声区，呈弥漫、壁薄、多发特点。③正常甲状腺组织显示不清。④甲状腺内见点状、散在少许血流信号，血流并不增加或接近正常。

（3）结节性甲状腺肿

该病多数是在单纯性弥漫性甲状腺肿基础上，由于病情反复进展，导致甲状腺滤泡上皮由弥漫性增生转变为局灶性增生，部分区域出现退行性变，最后由于长期的增生性病变和退行性病变反复交替，腺体内出现不同发展阶段的结节。该疾病女性较多，呈散发性，年龄较大者中4%～7%可发生恶性变。

超声表现：①甲状腺两侧叶不对称性增大，表面不光滑。②甲状腺内回声不均，呈多发性、大小不等的结节。③结节内部呈中低回声，无包膜，囊性变时可见无回声区。结节之间有散在的光点或光条形成，为纤维组织增生表现。④后期结节布满甲状腺内，不能显示正常甲状腺结构。⑤结节周围呈点状或在结节间穿行的血流信号。

（4）亚急性甲状腺炎

该病由病毒感染引起，可持续数周或数月，可有低热、甲状腺肿大、局部压痛等症状。

超声表现：①甲状腺对称性肿大，探头挤压有压痛。②甲状腺包膜增厚，内部不均，局部为低回声区，其边界模糊，内可有散在强光点或光团，后方回声增强。③甲状腺内血流增多，呈点状及散在分布，无特异性表现。

（5）慢性淋巴细胞性甲状腺炎（桥本氏病）

该疾病有家族聚集现象，常合并其他自身免疫病，感染、膳食中过量摄入碘也是导致该疾病的环境因素。该病早期可无表现，少数患者可有颈部局部压迫或隐痛。

超声表现：①甲状腺呈弥漫性、轻中度肿大，前后径及峡部增厚明显，切面可呈矩形。②表面凹凸不平，形成结节状表面，形态僵硬，边缘变钝，探头压触有硬物感。③腺体内为不均匀低回声，见可疑结节样回声，但边界不清，不能在多切面上重复，有时仅表现为局部回声减低。有的可见细线样强回声形成不规则的网格样改变。④内部可有小的囊性变。⑤早期患者甲状腺内血流较丰富，晚期患者血流减少。

（6）甲状腺腺瘤

甲状腺腺瘤分为乳头状腺瘤和滤泡状腺瘤，是甲状腺常见的良性肿瘤，好发于女性。腺瘤常为单侧及单发，部分腺瘤可引起甲亢，约10%的腺瘤可癌变。

超声表现：①甲状腺内见圆形或椭圆形肿块。②肿块边界清楚光滑，有包膜。滤泡状腺瘤内部呈均质低回声，常有囊性变。乳头状腺瘤回声稍强。③腺瘤周围可见正常的甲状腺组织，两者之间可出现"晕圈征"。④腺瘤周边可见血流彩环包绕。

（7）甲状腺腺癌

甲状腺腺癌是最常见的甲状腺恶性肿瘤，表现为甲状腺内肿块，质地硬而固定、表面不平。除肿块增长明显外，还伴有侵犯周围组织的特性，晚期可产生声音嘶哑，呼吸、吞咽困难和交感神经受压，也可侵犯颈丛神经出现耳、枕、肩等处疼痛，可有局部淋巴结及远处器官转移等表现。

超声表现：①甲状腺回声不均，见占位性光团。②占位：a. 癌瘤边界不整，界限不清，呈锯齿状。但癌瘤较小时，边界可以光滑整齐。b. 癌瘤的内部常是低回声且不均匀。c. 癌瘤内可出现点状、细小、微粒状的强回声钙化点，具有特异性，但敏感性差。d. 肿瘤较大时，可出现坏死或囊性变，局部呈无回声区，液化不全时，呈囊实性改变。③转移：a. 侵犯周围小血管时，可见血管内癌栓。b. 侵犯颈部淋巴结，可发现淋巴结肿大。c. 侵犯喉返神经时，有声音嘶哑及声带麻痹。

最后总结一些甲状腺超声报告中表示良恶性的关键词：

报告中如果出现下列描述，提示良性的可能性大：边缘清晰、边界完整，囊性或囊性为主，蜂窝状结构，高回声、均匀回声或结节后方回声增强，粗钙化或环行钙化，浓缩胶质（彗星尾征），局灶性火海征。TI－RADS 分级 1－3 级。

报告中如果出现下列描述，提示存在甲状腺癌的可能性：低回声、极低回声或不均匀回声，实性，形态不规整，边界模糊、不光整、成角、分叶，微钙化（点状钙化），纵横比≥1，无晕，被膜连续性中断，血流紊乱，RI > 0.7。TI – RADS 分级 4 – 5 级。

> 甲状腺疾病常见但并不可怕，即使是甲状腺癌，其整体治疗效果也很好。甲状腺超声检查为早期发现甲状腺疾病提供了手段，一旦发现甲状腺疾病应及时寻求专业医疗机构的帮助。

13. 如何看懂妇科 B 超

B 超因其无痛、无创、简单方便的优势在妇产科领域内应用广泛，是早期发现、诊断妇科疾患的重要手段之一。妇科 B 超可用于检查子宫、卵巢及盆腔疾病，是妇科疾病不可或缺的检查项目。

妇科 B 超的检查方法

妇科 B 超的检查方法分两种：一是常规超声或经腹超声，即将 B 超探头放在下腹部来观察盆腔内情况。此种方法需要在检查前半小时至 1 小时饮水 1000ml 左右，使得膀胱充盈，只有膀胱充盈到一定程度，才能将子宫从盆腔深处挤到下腹部，从而用腹部 B 超观察到子宫及卵巢。二是经阴道 B 超，即在超声机上设置一个合适的探头，套上薄膜，由检查者或病人自己将探头伸入阴道来进行检查，探查盆腔内情况。此法不需要憋尿，且由于接近子宫和卵巢，图像清晰分辨率高，检查结果较准确。这种方法不适宜阴道出血者，如月经期、阴道不规则出血时，对宫颈、阴道、外阴疾病者也要谨慎选用，以防止感染，引起出血。

女性正常内生殖器官的结构特点及正常超声表现

女性内生殖器官是超声检查的主要盆腔脏器，包括子宫、部分阴道、输卵管和卵巢。子宫为一中空的厚肌性器官，呈前后略扁的倒置梨形，分为宫底、宫体和宫颈三部分。子宫体壁由外向内由三层组织构成：浆膜层、肌层、黏膜层。小儿幼稚子宫长约 2~3cm，成人未产型子宫长约 5.5~8cm，经产妇子宫长约 9~9.5cm，绝经期妇女子宫逐渐萎缩，在 60 岁后回到幼稚子宫形态。正常子宫纵切面一般呈梨形，轮廓线光滑清晰，内部呈均匀的中等强度回声，宫腔呈线状高回声。横切面子宫近宫底角部呈三角形，体部则呈椭圆形。其中心部位尚可见宫腔内膜线高回声。输卵管为成对细长弯曲的管状结构，分为4个部分：①间质部：亦称子宫角部，为输卵管子宫壁内部分。②峡部：与间质部相连，管腔略变大。③壶腹部：为管腔最大部分，为异位妊娠最好发部位。④伞部：开口于腹腔，呈喇叭状。正常输卵管一般不易显示。卵巢为一对扁椭圆体，表面凹凸不平，游离于腹腔内，由卵巢系膜附着于阔韧带，位置变化较大。卵巢大小随年龄而异，儿童期与老年期卵巢较小，成人期卵巢较大。正常卵巢切面声像图呈杏仁形。成年女子的卵巢约4cm×3cm×1cm，绝经期后卵巢萎缩变小。

子宫内膜的周期性变化分为哪几期？各期的超声表现有哪些？

子宫内膜随着月经周期变化而变化，声像图可将其分为5期，即增生早期、增生晚期、分泌早期、分泌晚期、月经期。各期的声像图表现如下：

（1）增生早期：又称为卵泡期。由于子宫内膜基底层的子宫腺上皮细胞分裂增生，破溃的创面逐渐修复，形成新的上皮层，在雌激素的作用下，子宫内膜逐渐增厚达0.2cm左右，内膜呈高回声线。

（2）增生晚期：月经来潮后12～14天，子宫黏膜腺体增多增大。上皮细胞柱下有糖原颗粒聚集，螺旋动脉增生，结缔组织也增生，在线性高回声周围形成一低回声窄带。

（3）分泌早期：月经周期第15～19天，又称黄体期。此时已排卵，黄体形成，在黄体分泌的孕激素作用下，子宫内膜继续增厚可达0.5cm，由于腺体血管的增多，组织细胞的增大，宫腔黏膜呈梭形高回声带。

（4）分泌晚期：月经后20天到增生晚期高回声增厚更加明显，约1cm左右，由于血管的扩张充血，结缔组织内液体增多，呈水肿状态，内膜腺体增生分泌黏液使子宫内膜周围产生低回声区。

（5）月经期：由于排卵后未受精，黄体退化，停止分泌孕激素及雌激素。这两种激素浓度下降，导致子宫内膜浅层缺血坏死，内膜萎缩、脱落，子宫出血，使内膜模糊不清。若有血液逐渐积聚在子宫内，可呈不规则低回声区，宫腔回声消失。宫腔内有时可见液性暗区，是由于宫腔内积血引起的。

超声如何监测卵泡发育和排卵

目前超声可直观地观察到卵泡的整个发育过程，正常卵巢声像图为椭圆形，中间髓质不含卵泡，回声强，周边皮质含卵泡，回声偏弱。成熟卵泡呈球形无回声囊，突向卵巢表面，中间可见一强回声点为卵丘。

卵泡的发育一般分为3阶段：原始卵泡、生长卵泡和成熟卵泡。青春期开始卵巢中可见到大小不等的各期卵泡，呈蜂窝状无回声区。利用超声可以方便地动态观察卵泡的形态变化，监测排卵。

一般月经周期28～30天，排卵在第14天左右。那么就从月经周期的第8天开始，卵巢内即可扫及多数大小约0.3～0.5cm的无回声区，为原始卵泡。月经后第10天再做B超，监测到卵巢内有一较大的无回声区，称为优势卵泡。第13天优势卵泡逐渐长大到直径约1.5～2cm，此时的卵泡即将排卵，应要求患者每天来监测一次，直至增大卵泡（无回声区）突然皱缩或消失，即说明排卵。

常见妇科疾患的超声表现

（1）子宫肌瘤

子宫肌瘤是女性生殖器官中最常见的一种良性肿瘤，也是人体中最常见的肿瘤之一，又称为纤维肌瘤、子宫纤维瘤。子宫肌瘤主要是由子宫平滑肌细胞增生而成，其中有少量纤维结缔组织作为一种支持组织而存在。多数患者无症状，仅在盆腔检查或超声检查时偶被发现。如有症状则与肌瘤生长部位、速度、有无变性及有无并发症关系密切。常见症状有：子宫出血、白带增多、局部腹部包块及压迫症状。部分患者可有下腹坠胀感、腰背酸痛等症状，当浆膜下肌瘤发生蒂扭转或子宫肌瘤发生红色变性时可产生急性腹痛。

超声表现：

①壁间肌瘤：可见子宫增大。单发肌瘤多表现为结节状弱回声，多发肌瘤常表现为宫体形态失常，宫体表面凸凹不平，宫区出现多结节回声。如肌瘤压迫宫腔，可见宫腔线状反射偏移或消失。

②浆膜下肌瘤：子宫形态不规则，表面有球状或结节状突出，呈弱或中等回声，常与壁间肌瘤同时存在。

③黏膜下肌瘤：子宫腔内见中等或弱回声团块，即杯内球状，可有"宫腔分离征"。宫腔线多扭曲不规则，如肌瘤脱入颈管及阴道，宫颈管内及阴道可见肿瘤团块。

（2）子宫腺肌瘤

子宫腺肌瘤（病）是子宫内膜腺体和间质侵入子宫肌层形成局限或弥漫性的病变，是妇科常见病。常伴月经失调或痛经。

超声表现：在子宫切面内显示一局限性回声异常区，内有小的无回声区。肿块边缘欠规则，无包膜回声，子宫可呈局限性隆起，呈非对称性增大，且以后壁居多。声像图在月经前后有变化。

（3）子宫体癌

子宫体癌因多起源于子宫内膜腺体，故又称为子宫内膜腺癌。多于绝经后发生，发病高峰年龄为 55～60 岁，是女性常见的生殖道恶性肿瘤之一。子宫体癌多见于肥胖、糖尿病或糖耐量异常以及高血压妇女，有人称之为子宫体癌"三联症"。多发生于未婚、未育及少育者，可能与子宫内膜接受雌激素刺激时间较长有关。家族中妇女有癌肿史者，子宫体癌发生率也增加，说明此瘤可能与遗传有关。

超声表现：早期子宫体癌，可无异常所见，很难与子宫内膜增生鉴别，须结合病史和诊断性刮宫。对于绝经后妇女，其内膜厚度（两层之和）大于 5～6mm，内膜血供增多，应考虑子宫内膜癌的可能。中、晚期子宫体癌的声像图表现有：子宫体积增大；宫腔内为杂乱回声团，边界模糊；宫腔内有积液、积脓时可见无回声区。

（4）急性输卵管、卵巢炎

输卵管炎为盆腔生殖器官炎症中最多见的一种，输卵管炎症继续扩展可引起卵巢炎，卵巢炎与输卵管炎合并发生者，称为输卵管卵巢炎或附件炎。淋球菌是最常见的病原体。输卵管卵巢炎多发生于生育期年龄，以25~35岁发病率最高，青春期前后少女及更年期妇女很少见。可先有乏力、食欲不振等全身症状，发病即出现高热39℃~40℃，可有恶寒或寒战，脉速110~120次/分，两侧下腹部剧痛，大便时加重。有时合并有小便疼痛、腹胀、便秘等。大便带黏液是结肠壁炎性浸润的刺激现象。常伴有月经过多、月经期延长或月经失调及脓性白带。

超声表现：早期双侧附件区可见增粗的低回声管状结构，边界欠清楚。卵巢增大，回声欠均匀，可与输卵管及盆腔周围脏器粘连，呈边界欠清楚的不规则杂乱回声团块。输卵管积脓者，附件区可见囊状无回声区，呈烧瓶状或梭形，其内透声差，可见雾状或细点状高回声，压之有移动。输卵管卵巢脓肿形成者局部可见低回声团块，边缘不规整。双侧输卵管卵巢脓肿可在子宫后方扫及哑铃状不规则无回声区，壁厚，其内可见片状点状高回声。

（5）常见的卵巢实质性肿瘤

卵巢实质性肿瘤的病理类型复杂，大部分（约80%）为恶性，良性者少见。

①卵巢良性实质性肿瘤：主要为卵巢纤维瘤、纤维上皮瘤、腺纤维瘤、实质性成熟畸胎瘤、勃勒那瘤（Brenner tumor）和卵泡膜肿瘤等。卵巢良性肿瘤通常具有规则的形态，边界清楚，常有光滑的包膜。内部回声均匀，多数呈低水平回声。除了较大的纤维性肿瘤外，声衰减不明显，很少有腹水。

②卵巢恶性实质性肿瘤：主要有卵巢子宫内膜癌、透明细胞癌、内胚窦瘤、无性细胞瘤、混合性生殖细胞瘤、恶性畸胎瘤等。卵巢恶性实质性肿瘤的声像图绝大多数表现为形态不规则的复杂回声团块，表面不光整，内部可呈低回声、中等回声或不均匀回声，其内常见出血、液化形成的不规则高回声或无回声区，多数有丰富的血流信号，可伴有腹水回声。卵巢恶性实质性肿瘤几乎半数对侧卵巢也发生肿瘤，

检查时应特别小心。

③卵巢转移性瘤：为来自其他器官恶性卵巢肿瘤。如胃、结肠等的原发肿瘤，常向卵巢转移，称为库肯勃格肿瘤（Krunkenber's tumor）。此外，乳腺、子宫等恶性肿瘤也易转移到卵巢。转移后的瘤体一般较大，多为双侧，边界清楚。多数转移瘤仍保持原发肿瘤的声像图特征。声像图发现双侧卵巢实质性肿瘤，并伴有腹水时，应仔细寻找原发病灶。

妇科疾病是女性朋友的常见病多发病，需要前往正规医疗机构及时就诊。以上我们介绍了有关妇科 B 超的常见问题，希望能为朋友们提供帮助。

95

14. 如何解读前列腺 B 超

前列腺为包绕在前列腺部尿道的生殖腺体，横切面呈对称而圆钝的三角形，上大下小。临床上常应用 B 超来测定前列腺的形态、大小及位置，可用于诊断前列腺增生、前列腺肿瘤、结石、钙化及前列腺炎等疾病，也可用于探测前列腺尿道合金支架管的位置。B 超在健康男性体检及前列腺增疾病诊断中应用广泛。

前列腺的超声结构及分区

前列腺位于膀胱颈部下方，包绕尿道的前列腺部，外形如栗子，尖向下底朝上。正常前列腺左右径4cm，上下径3cm，前后径2cm。按前列腺的腺体对性激素的敏感性分为内腺和外腺两组带区，内腺包括移行区和尿道周围组织，外腺包括周缘区和中央区，内腺是前列腺增生的好发部位，外腺是前列腺癌的好发部位。B 超下正常前列腺包膜光滑连续且较薄，实质呈低回声，内有分布均匀的散在细小光点。

前列腺超声前的准备

经腹壁探测前列腺需保留膀胱尿液，膀胱内有半量尿液即可，不要求过分充盈膀胱。受检者可在检查前 2 小时饮温水 400 ~ 600 毫升，有尿意后检查。经直肠内探测时，膀胱内有少量尿液就足够。

常见前列腺疾病的超声表现

（1）前列腺增生

前列腺增生是中老年男性常见病之一，其发病率随着年龄增长而增加，可有尿频、尿急、夜尿增多、排尿困难、尿不尽等症状。

超声表现：超声波声像图显示前列腺增大，以前后径增大为主，失去正常形态，呈半球形或接近球形。腺体外形规则，左右对称，边缘整齐。包膜可增厚，但联系完整。内部回声增多，分布基本均匀。以中叶增大为主者可伴有尿潴留和残余尿。良性前列腺增生以内腺增生和外腺不同程度萎缩为特征，常伴有前列腺结石。

（2）前列腺癌

前列腺癌的发生与遗传因素相关，早期可无症状。随着肿瘤的发展可出现压迫症状，进行性排尿困难，还可有尿频、尿急、夜尿增多、尿失禁，晚期可发生邻近器官及淋巴结转移，甚至骨及骨髓转移。

超声表现：超声波声像图显示前列腺畸形、增大，形态不对称，轮廓不规则、不完整，包膜断裂失去连续性，内部回声紊乱不均，局部出现光点、光斑或光团，也有的出现局灶性低回声区。部分病例累及膀胱或精囊时，可出现相应部位的异常超声波像图。

（3）慢性前列腺炎

慢性前列腺炎是一种常见的泌尿生殖疾病，主要包括慢性细菌性前列腺炎和非细菌性前列腺炎。可伴有排尿不适、后尿道及会阴部放射性疼痛、性功能障碍、腰痛等症状。

超声表现：腺体大小变化不大，可稍大或稍小。声像图呈对称的栗子形或半月形。包膜回声因炎症进展而增厚，且厚薄不均，但一般仍保持其完整性和连续性。内部回声增多，光点大小不等，分布不均，常伴有钙化结石引起的强回声。对邻近器官组织无继发性侵犯现象。

（4）前列腺结石

前列腺结石症表现不一，一部分尚无症状，所以有"静石"之称。然而此病常与前列腺增生、前列腺炎、尿道狭窄同时存在，临床上可出现尿频、尿急、血尿、排尿困难等症状，当伴有感染时这些症状显著。同时也可出现排尿滴沥、尿潴留、灼热样尿痛或见腰部、会阴、阴道部放射性疼痛，性功能障碍等症状。

超声表现：① 散在小结石：前列腺大小正常，内有多个散在强回声区，直径为 1～3cm，无声影。② 弧形结石：均伴有前列腺增生，结石出现在内腺与外腺的交界处，许多小结石排列呈弧形，多半无声影，但当结石较大、密集或含钙成分多时可出现声影。③ 成堆小结石：十几个强回声小结石聚集成堆，常伴有前列腺增生。④ 单个大结石：单个斑状强回声，出现在前列腺中部或左右侧叶，约 5mm 或更大，伴有声影，前列腺不增大甚至缩小。

（5）前列腺囊肿

前列腺囊肿是由于前列腺腺体先天或后天原因而发生囊样改变。前列腺囊肿可并发感染及结石，较大的囊肿可压迫尿道而引起排尿困难，压向直肠时可引起排便困难。

超声表现：在前列腺内出现圆形或椭圆形液性区，后方回声增强。囊肿或局限在前列腺内，或凸入膀胱腔内。囊肿一般较小，在 1~2cm 或以下。大囊肿可有下尿路梗阻的声像图激发征象。

前列腺超声检查简单易行，是协助诊断前列腺疾病的有效手段之一。但是目前的超声图像尚不能反映组织学及细胞病理学特征。因此，必须将超声图像与解剖、病理及临床知识相结合，进行分析判断，才能做出正确结论。朋友们如果存在前列腺疾病相关症状一定要去正规医疗机构就诊，寻求专业诊治。

附 录

常用人体检验数值新旧单位换算表

组分	正常参考值		旧→新	新→旧
	旧制单位	法定单位	系数	系数
血液常规				
红细胞	男$(4.0 \sim 5.5) \times 10^6/mm^3$	$(4.0 \sim 5.5) \times 10^{12}/L$	1	1
	女$(3.5 \sim 5.0) \times 10^6/mm^3$	$(3.5 \sim 5.0) \times 10^{12}/L$		
血红蛋白	男 $12 \sim 16$g/dl	$120 \sim 160$g/L	10	0.1
	女 $11 \sim 15$g/dl	$110 \sim 150$g/L		
红细胞平均血红蛋白	$29.36 \pm 3.43\mu$g	29.36 ± 3.43pg	1	1
白细胞平均容积	$93.28 \pm 9.80\mu m^3$	93.28 ± 9.80fl	1	1
白细胞数	$4000 \sim 10\,000/mm^3$	$(4 \sim 10) \times 10^3/L$	0.001	1000
嗜酸性粒细胞	$50 \sim 300/mm^3$	$(0.05 \sim 0.30) \times 10^9/L$	0.001	1000
血小板数	$100\,000 \sim 300\,000/mm^3$	$(100 \sim 300) \times 10^9/L$	0.001	1000
血液化学				
全血				
葡萄糖	$70 \sim 100$mg/dl	$3.9 \sim 5.6$mmol/L	0.0556	17.949
尿素	$19 \sim 42$mg/dl	$3.2 \sim 7.0$mmol/L	0.1665	6.006
尿素氮	$9 \sim 20$mg/dl	$3.2 \sim 7.0$mmol/L	0.3570	2.01
非蛋白氮	$20 \sim 35$mg/dl	$14.3 \sim 25.0$mmol/L	0.7139	1.401
尿酸	$2 \sim 4$mg/dl	$120 \sim 240\mu$mol/L	59.48	0.0168
肌酐	$1 \sim 2$mg/dl	$88 \sim 177\mu$mol/L	88.402	0.0113
肌酸	$3 \sim 7$mg/dl	$230 \sim 530\mu$mol/L	76.26	0.0131
丙酮酸	$0.4 \sim 1.25$mg/dl	$45 \sim 142\mu$mol/L	113.555	0.0088
氨:纳氏法	$10 \sim 60\mu$g/dl	$6 \sim 35\mu$mol/L	0.5872	1.703

组分	正常参考值		旧→新	新→旧
	旧制单位	法定单位	系数	系数
酚-次氯酸盐法	46~139μg/dl	27~82μmol/L	0.5872	1.703
氧分压	85~100mmHg	11~13kPa	0.1333	7.502
二氧化碳分压	34~45mmHg	4.5~6.0kPa	0.1333	7.502
碱剩余(BE)	±3mEq/L	±3mmol/L	1	1
缓冲碱(BB)	45~55mEq/L	45~55mmol/L	1	1
标准碳酸氢盐	25±3mEq/L	25±3mmol/L	1	1
实际碳酸氢盐	42±2mEq/L	24±2mmol/L	1	1
全浆				
二氧化碳结合力	50~70 容积%	23~31mmol/L	0.4492	2.226
	23~31mEq/L	23~31mmol/L	1	1
丙酮	<20mg/dl	<334μmol/L	172.0	0.0058
纤维蛋白原	0.2~0.4g/dl	2~4g/L	10	0.1
血清:钠(Na$^+$)	136~145mEq/L	136~145mmol/L	1	1
	310~330g/dl	135~144mmol/L	0.4350	2.299
钾(K$^+$)	3.5~5.3mEq/L	3.5~5.3mmol/L	1	1
	14~20mg/dl	3.6~5.4mmol/L	0.2558	3.910
钙(Ca^{2+})	4.5~5.5mEq/L	2.2~2.7mmol/L	0.5	2
	9~11mg/dl	2.2~2.7mmol/L	0.2495	1.008
无机磷	成人3.0~5.0mg/dl	1.0~1.6mmol/L	0.3228	2.097
	儿童1.0~6.0mg/dl	1.3~1.9mmol/L	0.3228	3.097
蛋白结合碘	4~8μg/dl	315~630mmol/L	78.80	0.0127
铁(Fe^{3+})	60~150μg/dl	11~27μmol/L	0.1791	5.585
铜(Cu^{2+})	90~124μg/dl	14~19μmol/L	0.1574	6.355
镁(Mg^{2+})	2~3mg/dl	0.8~1.2mmol/L	0.4114	2.431
锌(Zn^{2+})	716±60μg/dl	109±9.2μmol/L	0.1530	6.538

组分	正常参考值		旧→新	新→旧
	旧制单位	法定单位	系数	系数
铅(Pb^{2+})	30~50μg/dl	1.4~2.4μmol/L	0.0483	20.72
氯化物 (Cl$^-$)	98~106mEq/L	98~106mmol/L	1	1
	355~376mg/dl	100~106mmol/L	0.2821	3.545
总胆红素	0.1~1.0mg/dl	1.7~17μmol/L	17.10	0.0585
直接型胆红素	0~0.4mg/dl	0~7μmol/L	17.10	0.0585
胆固醇	110~230mg/dl	2.8~6.0mmol/L	0.0259	38.67
磷脂	130~250mg/dl	1.7~3.2mmol/L	0.0129	77.435
三酰甘油	20~110mg/dl	0.23~1.24mmol/L	0.0113	88.545
总蛋白	6.0~8.0g/dl	60~80g/L	10	0.1
白蛋白	3.5~5.5g/dl	35~55g/L	10	0.1
球蛋白	2.0~2.9g/dl	20~29/L	10	0.1
lgG	600~1600mg/dl	6~16g/L	0.01	100
lgA	20~500mg/dl	0.2~5.0g/L	0.01	100
lgM	60~200mg/dl	0.6~2.0g/L	0.01	100
lgD	0.1~0.4mg/dl	1~4mg/L	10	0.1
lgE	0.01~0.09mg/dl	0.1~0.9mg/L	10	0.1
甲胎球蛋白	0~30ng/dl	0~30μg/L	1	1
肌红蛋白	6~85ng/dl	0.35~4.97nmol/L	0.0585	17.100
骨髓				
骨髓液有核细胞数	10 000~100 000/mm^3	(10~100)×10^9/L	0.001	1000
尿				
肌酐	700~1500mg/d	6.2~13.2mmol/d	0.0088	113.119
肌酸(成人)	0~200mg/d	0~1525μmol/d	7.626	0.1311
尿素	21.5~32.2g/d	360~540mmol/d	16.651	0.0601
尿素氮	10~15g/d	360~540mmol/d	35.697	0.0280

组分	正常参考值		旧→新	新→旧
	旧制单位	法定单位	系数	系数
尿酸	400~1000mg/d	2.4~5.9mmol/d	0.0059	168.10
钠(Na$^+$)	3~5g/d	130~220mmol/d	43.50	0.0230
钾(K$^+$)	2~4g/d	51~102mmol/L	25.58	0.0391
钙(Ca^{2+})	100~300mg/d	2.5~7.5mmol/d	0.0250	40.08
无机磷	700~1500mg/d	23~48mmol/d	0.0323	30.974
氯化物(Cl$^-$)	10~15g/d	280~420mmol/d	28.206	0.0356
铅(Pb^{2+})	0.08mg/L	0.39μmol/L	4.826	0.2072
双硫腙热消化法	50μg/L	250nmol/L	4.985	0.2006
蛋白沉淀法	10μg/L	50nmol/L	4.985	0.2006
砷(无机)	0.135~0.139mg/L	1.8~1.9μmol/L	13.35	0.0749
粪卟啉	150μg/L	229nmol	1.527	0.6547
δ-氨基酮戊酸	6mg/L	45.8μmol/L	7.626	0.1311
尿胆原	0~3.5mg/d	0~5.9μmol/d	1.687	0.5927
5-羟吲哚醋酸	2~10mg/d	10~52μmol/d	5.230	0.1912
粪				
粪(尿)胆原	40~280mg/d	67~472μmol/d	1.687	0.5927
脑脊液				
蛋白质定量	20~40mg/dl	0.2~0.4g/L	0.01	100
糖	45~80mg/dl	2.5~4.4mmol/L	0.0556	18.02
氯化物(Cl$^-$)	425~460mg/dl	120~130mmol/L	0.2821	3.5453